日本古来の舞から生まれた呼吸法

天《あま》のひふみ法

《目次》

天《あま》のひふみ法によせて

坂東 遥

はじめに

現代は気忙しく時が流れ、瞬時に現れては消え去る情報ゲームのように、ただただ無為に時間が消費されています。それは肉体的な疲労ばかりでなく、否応なしに精神も消耗し、様々な疾患を生じさせます。そのような中で人は、大自然の息吹や、コンコンと湧き出る清流の美しさを忘れがちです。その自然の瑞々しさを〈知って〉はいても〈実感〉できる機会が非常に少なく、皆、異口同音に「時間がなくて…」と嘆きます（その割には享楽の時を過ごす時間はあるようです）。そして少しばかりの後悔の後、また元の時間の中へ…。

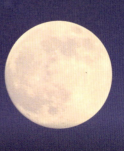

この悪しき連鎖は、人を益々病みに向かわせてしまいます。

私たちが一日の僅かな時間を、心身のエネルギーを整え、調和を保つことに努めれば、昨日までは見えなかった身近なところに、大きくどっしりした樹木や、名も知らぬ草々の緑、小さな花の愛らしさ、美しさに気付くことでしょう。そのような行為こそが、〈ゆとり〉であり〈自己回帰〉への第一歩であり、本来人に在った〈自然との調和の姿〉を取り戻せるのだと思います。

私たちは自然というと、雄大な山々、太古より変わらぬ恵の海、変化に富んだ大地を思い浮かべます。しかし忘れていませんか？一番身近な自然は、自分自身であることを。人間もまた自然の中の、かけがえのない一部なのに、自然との調和や和解を、難しく考えねばならない程、私たち人間は自然と乖離してしまっています。今、穏やかに謙虚に、自然との調和に向かっていくべき時であり、そのことが、生きることの基本的な喜びと、和やかな日常の原動力となるでしょう。

遥吉祥之舞

私は長年、日本舞踊やジャズダンスに携わり、自己表現の楽しさ、創造の喜びを幸いとし、そして何より日本人であることに誇りを持って、人生を過ごして参りました。古代から綿々と伝わる、自然を畏怖し、敬い、感謝するという日本人の根底に息づく魂の示すまま、「遥吉祥之舞」を生みだしました。この舞は、踊る人の無心な状態と深い呼吸が、見る人を「爽快な無」の境地に誘い、踊る瞑想とも呼ばれます。踊り、舞というと、「難しいから苦手」「自己表現って恥ずかしい」という人が多くいらっしゃいます。難しいことではありません。〈自分の今をあるがままに〉舞い、踊って時を重ねれば、〈新しい自分のあるがまま〉を生みだします。そのプロセスの中で、変化している自分にきっと、気がつくことでしょう。

　更に、この舞の中に在る深い呼吸を生かした健康法が「天のひふみ法」です。昔、数を〈ひぃ、ふぅ、みぃ、よぉ、いっ、むぅ、なぁ…〉と数えました。おじいちゃんや、おばあちゃんが、幼い頃に覚えた普通の数え方です。この数え方は、無意識の内に、日常とは異なる、いつもより深い呼吸になっています。案外、お年寄りが驚くほど健康なのは、そんな多くの日常が、古来日本にあったからかも知れません。そんな健気な日本の日常をヒントに、「天のひふみ法」と命名いたしました。

天のひふみ法

この呼吸法は、いつもなら三秒で済ますものを少しでも長く、深く、呼吸するのが大きな特徴です。今までの日常から、新たな日常を生みだすことで、忙しすぎる日々や、気負い、訳のわからない不安などから解き放たれ、健康と安らいだ精神に出会うでしょう。そして長く続けることで、その人が持っている本来の力が引き出され、人間的な魅力が生まれてきます。「天のひふみ法」は、大きな宇宙に抱かれ、溶け込み、一体となる。そんなイメージで行って下さい。「我に返る」「自分の本源的な芯に出会う」そのような体験があることでしょう。

大自然の中で咲く花が、それぞれの色と香りで輝いているように、あなた自身の魅力が十分に発揮され、美しく花開きますように!

【始める前に】

この呼吸法は、ただ〈やること〉にせず、全ての動きと呼吸を意識し、各章のテーマをイメージして行って頂くと効果があります。意識すること、イメージすることは、人間だけが持っている素晴らしい力であり、脳が活性化し、健康で若々しく居られる秘訣です。

●息は常に均等に、やわらかく、ゆっくりと。

これが、この呼吸法の眼目です。無意識に〈やること〉として処理せず、全ての動きと呼吸が共につながり、呼吸が自分の身体をつくっているという意識でていねいに行って下さい。ここにこそ非日常が存在します。

●動きは原則、全て三回繰り返し（各章最後の〆を除く）。

各章を全てすることも、どれか一つの章だけを繰り返すことも良いでしょう。例えば「天の章」を何回か繰り返し、落ち着きや安心感を得るとか…。自分の意識や身体の声を聞き、その時に必要な呼吸法を選んで、自分が納得するまで行います。

●坐ったままで行うことも可能です。

椅子に座って行う時、動いたときに倒れないような安定感のあるものをまた、足の裏が床に着く高さのものを選んで下さい。そして姿勢が大事です。背筋を伸ばし正面をまっすぐに見て、肩を下げ、お腹を引いて、膝頭をつけ膝の角度は90度に。足の裏をしっかり床につけ行います。腰痛の方は、立てる状態なら、立って行った方が良いです。

●他の人と比べない。

他の人と一緒に行う時、人と比べないでください（通常は自分の方が劣っていると判断しがちです）身体を壊しますので、決して無理をせず、自分のできる範囲で行い、息を吐く時にその痛い又は固まっている箇所に、息が通って行くのを意識して下さい。見た目は変わらなくとも、そこで深く息を吐き意識を向けるだけで、少し柔らかくなっているのです。

●動きの流れを覚えていない時は。

ひぃ、ふぅ、みぃ、…と唱えずに深い呼吸のみで行い、覚えたらゆっくり、一つの言葉を一秒程かけて行って下さい。息が続かない時は、〈ひふみよ〉で息つぎをし、慣れてきたらなるべく〈ひ～や〉を続けられるように練習して下さい。長く息を吐き続けられるのは、健康の証です。

●ひふみ・・と節をつける時は、DVDを参照してください。

＊息つぎ（○）は、〈や～〉で吐き切り、瞬時にたくさん吸って〈このとお～〉を余裕を持って言えるように。

＊次に挙げた壱～参は、それぞれ特徴があります。その時の状態に適したものを選んで行って下さい。

〈壱〉は動きに集中しやすい。〈弐〉は気持が良い。

〈参〉は各章の最後に。決りがつき〈完了〉となります。

壱

ひ　ふ　み　よ　い　む　な　や…○　こ　の　と…

ミ　ミ　ミ　ミ　ミ　ミ　ミ…○　ミ　レ　ミ…

最後に節をつける場合（二例、紹介します）

弐

ひ　ふ　み　よ　い　む　な　や…○　こ　の　と…

ミ　ミ　ミ　ソ　ラ　ソ　ラ　シ　ラ…○　ソ　ミ　ミ…

参

ひ　ふ　み　よ　い　む　な　や…○　こ　の　と…お

ミ　ミ　ミ　ソ　ラ　ソ　ラ　シ　ラ…○　ソ　ミレ　ミ…ソ　ミ…

●DVDをCD替わりに使い、呼吸だけをする時。

ひふみよ　は息を吸うことから始め
いむなや　はやり易い息使いで
や…でのばした後、充分息つぎをし
このとお…はゆっくり長く吐くようにします

さあ、はじめましょう。

先ず、両足を付けて立ち、45度に開き、親指の位置をそのままにして踵を真後ろに開き、平行に立ちます。（肩幅です）

そして、自分を大きな木だと想像します。足の裏から、地中深くひろがる根。力強く堂々とした幹。のびのびとした枝葉…。

天の章

――宇宙に繋がり、宇宙と共にある自分を意識して――

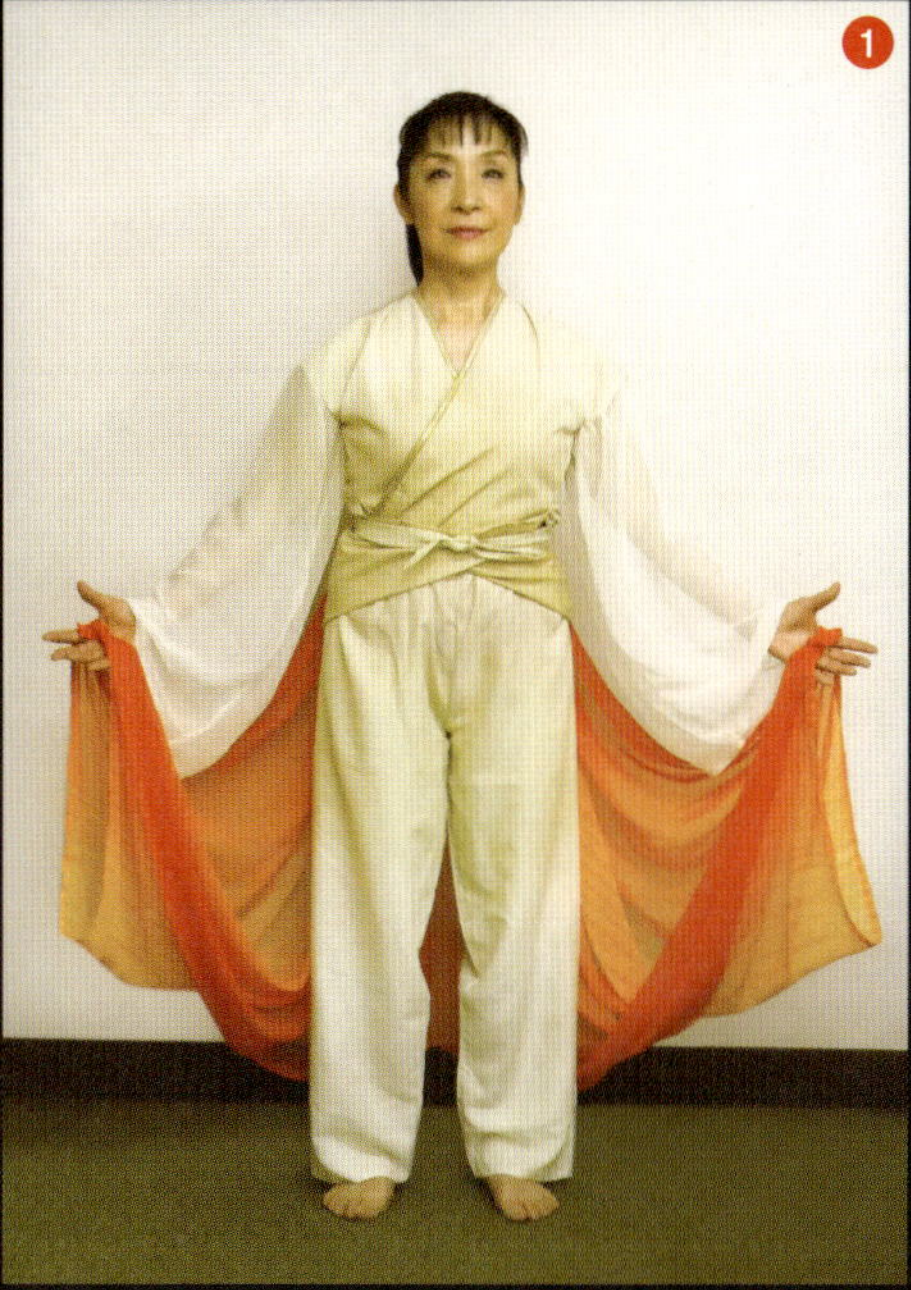

ひふみよ

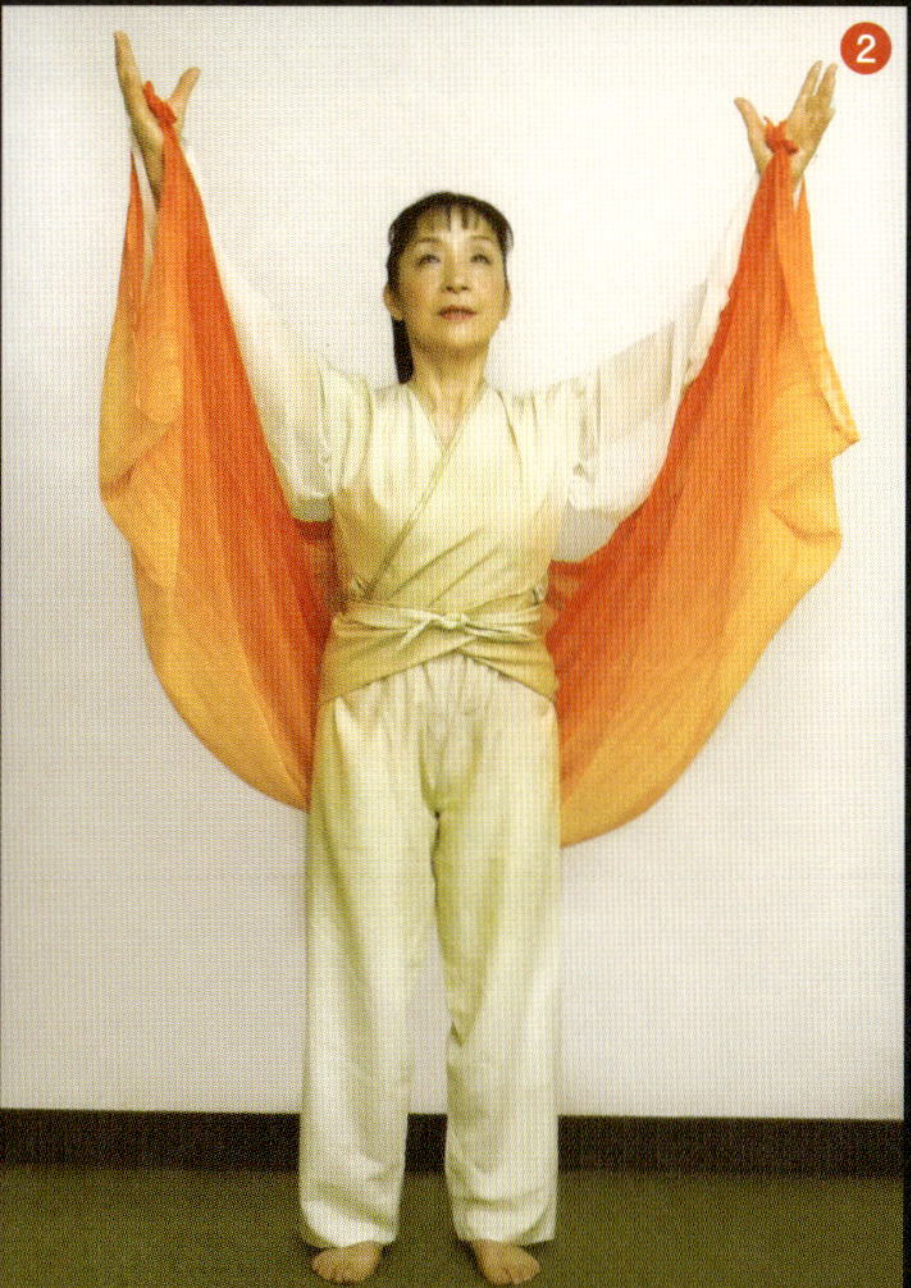

いむなやあ…（息つぎ）

この

とお…

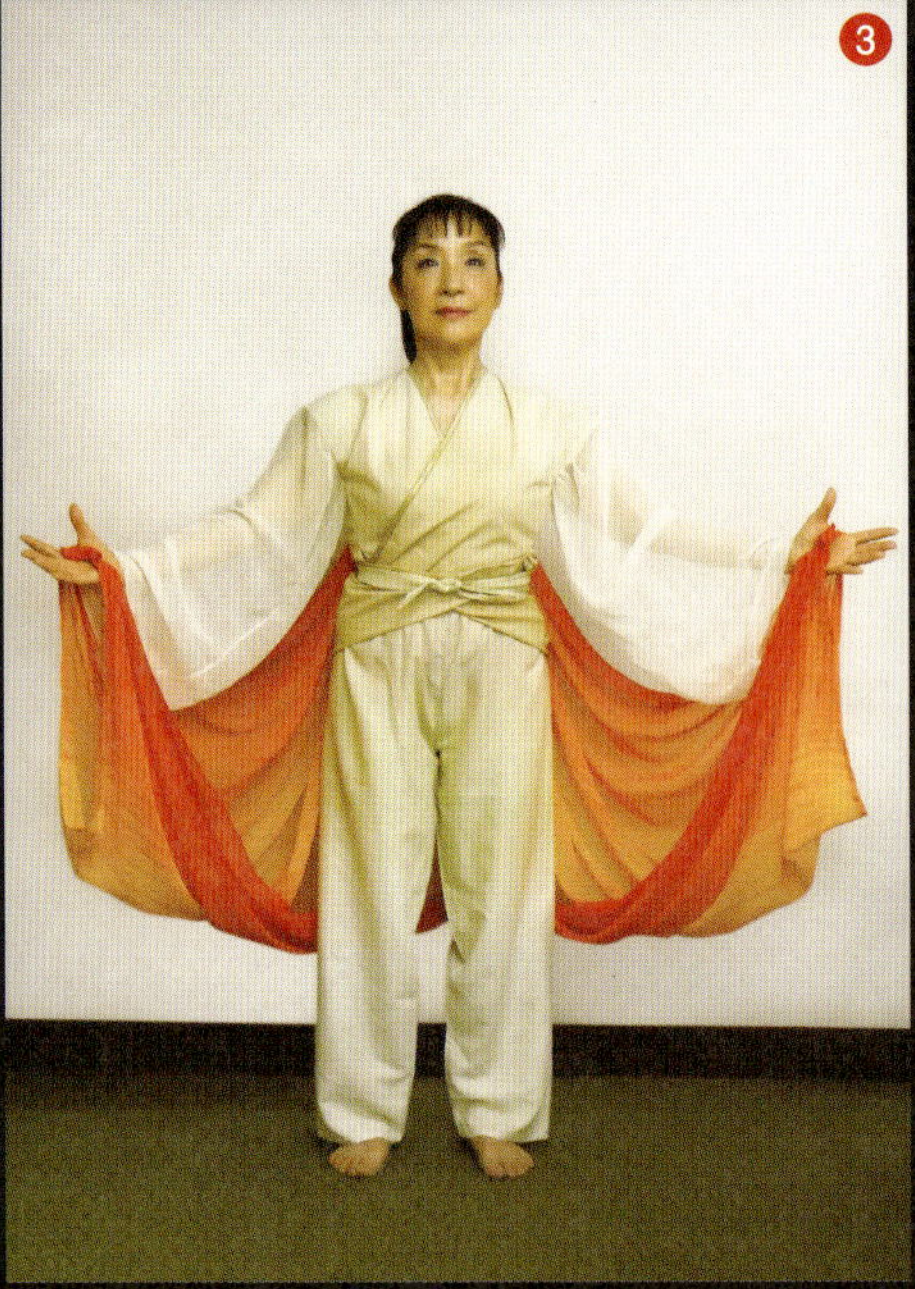

❸陽の光をいっぱいに浴びながら

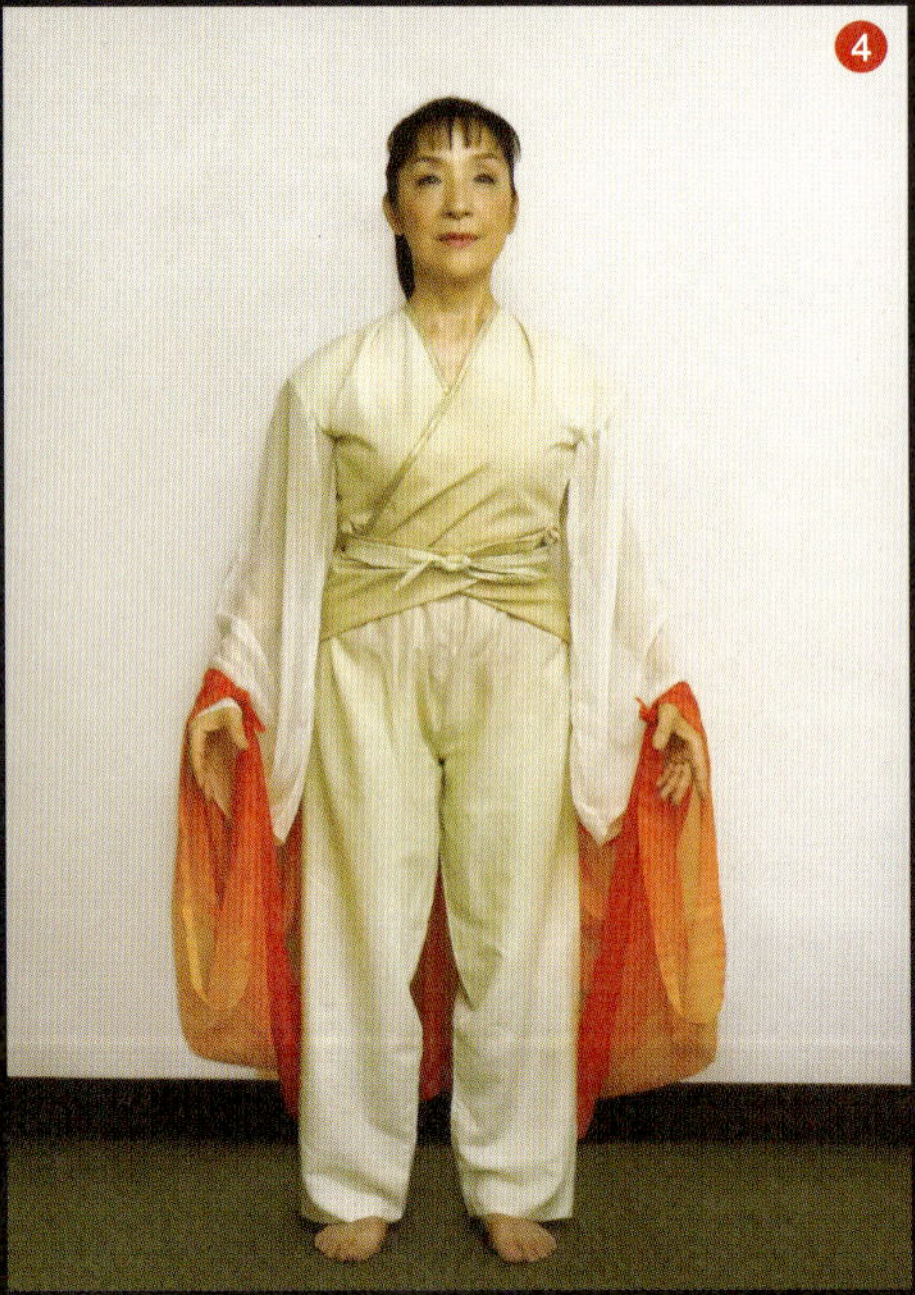

❹ゆっくり両手をおろします

❶〜❹を3回繰り返す。

（繰り返すことで、広大な空間に存在することを感じます。）

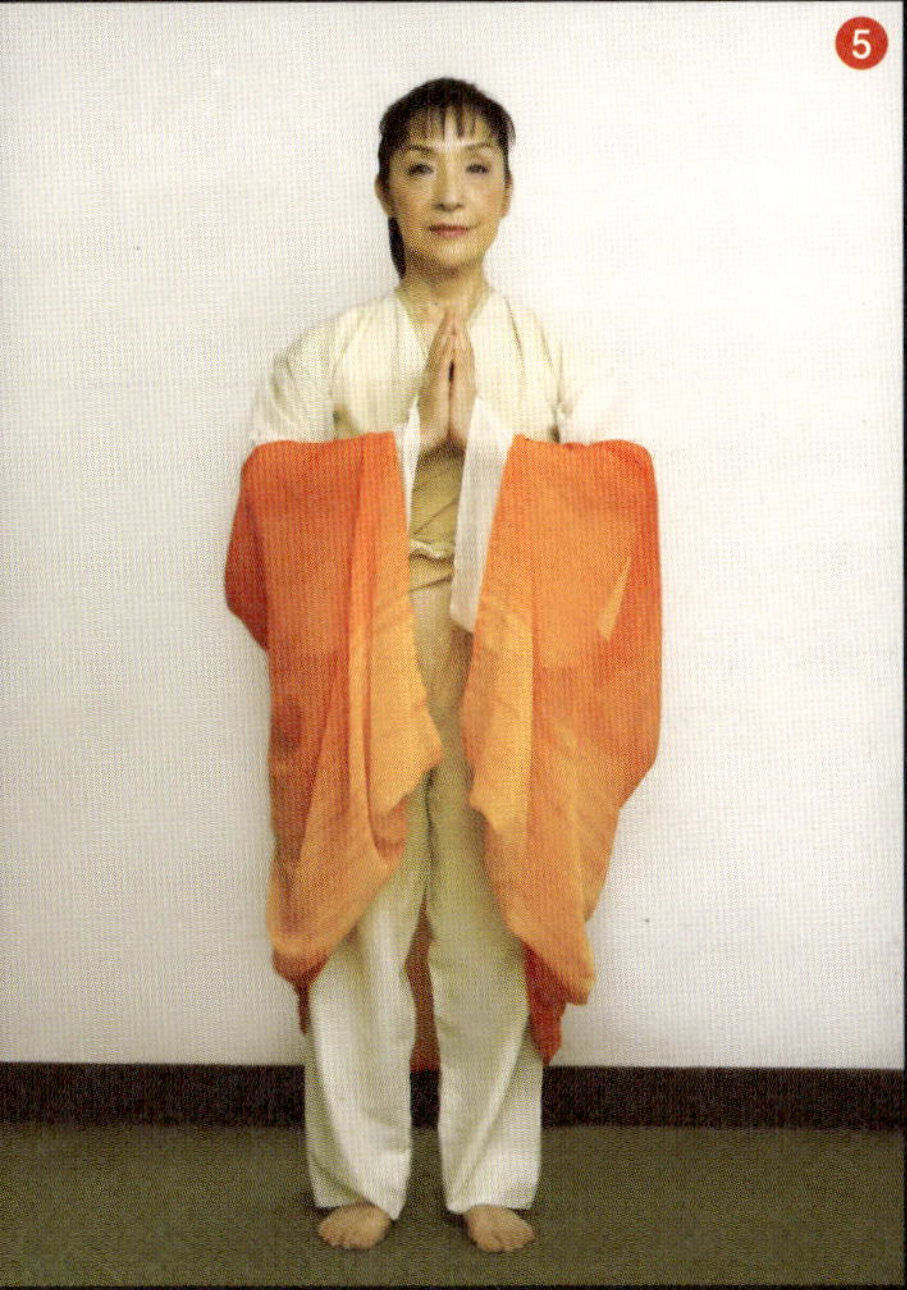

ひふみよ

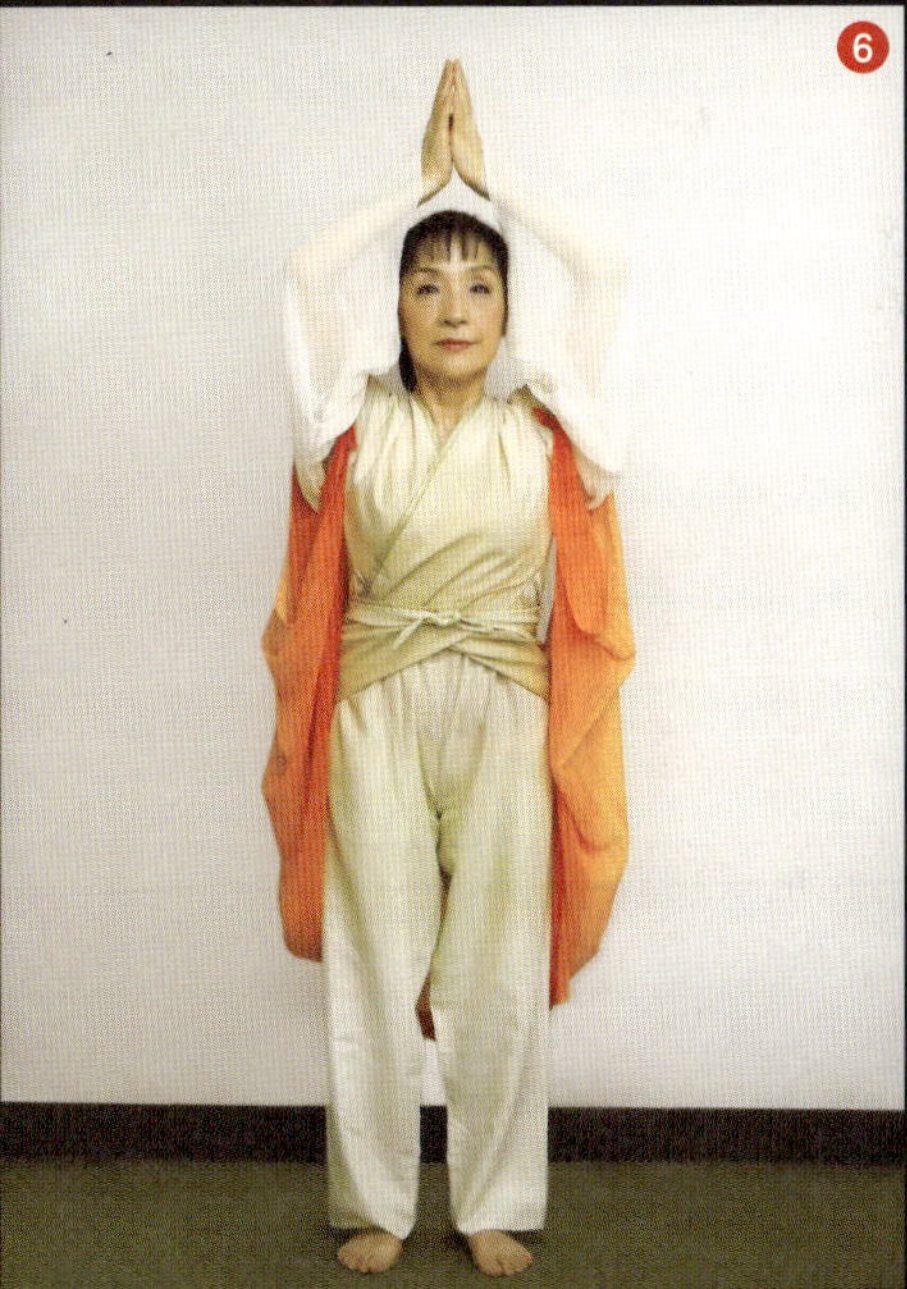

いむなや…（息つぎ）

この

とお…

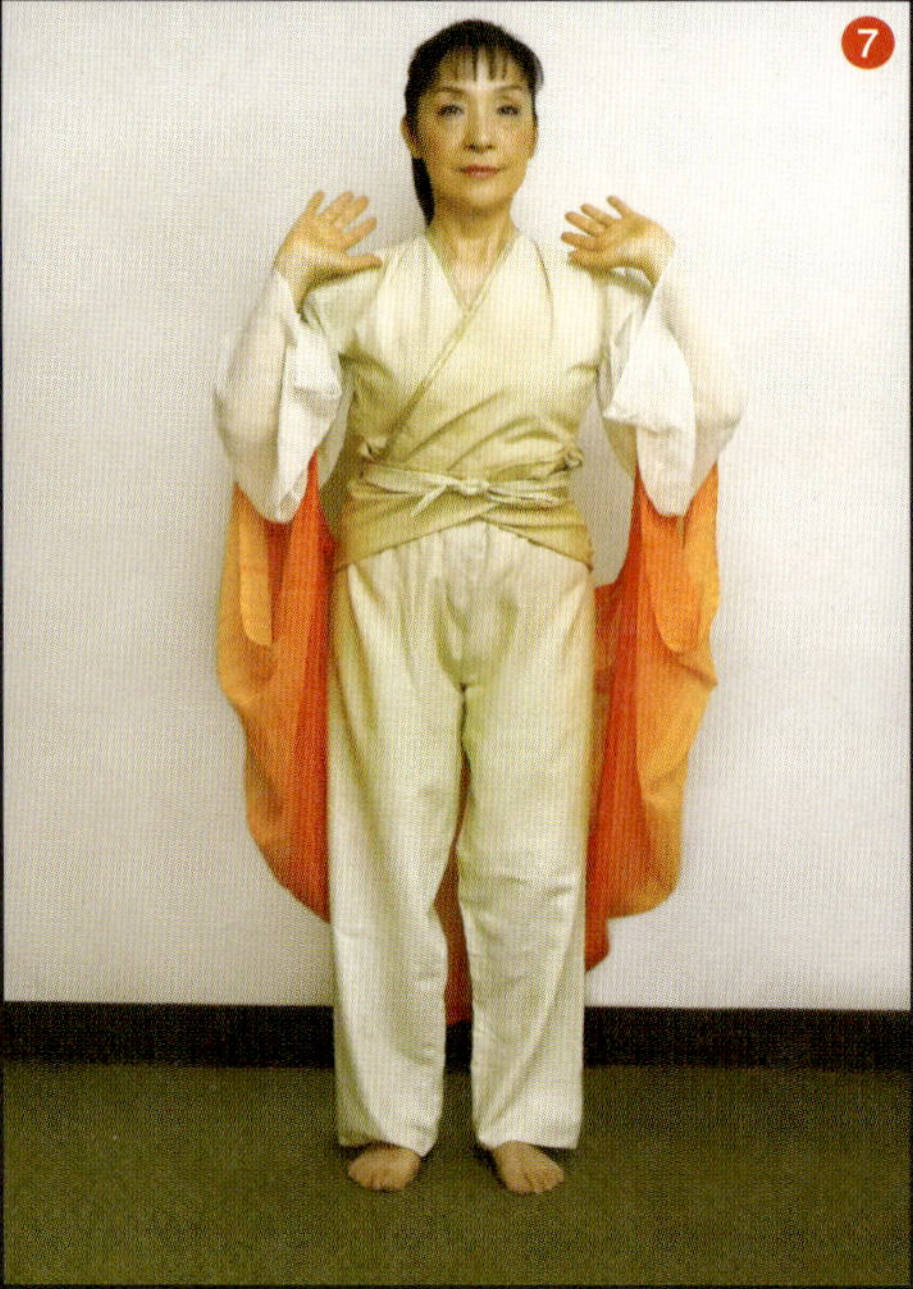

7 両手をゆっくり後頭部へおろし、肩甲骨を回すようにして両手をおろし

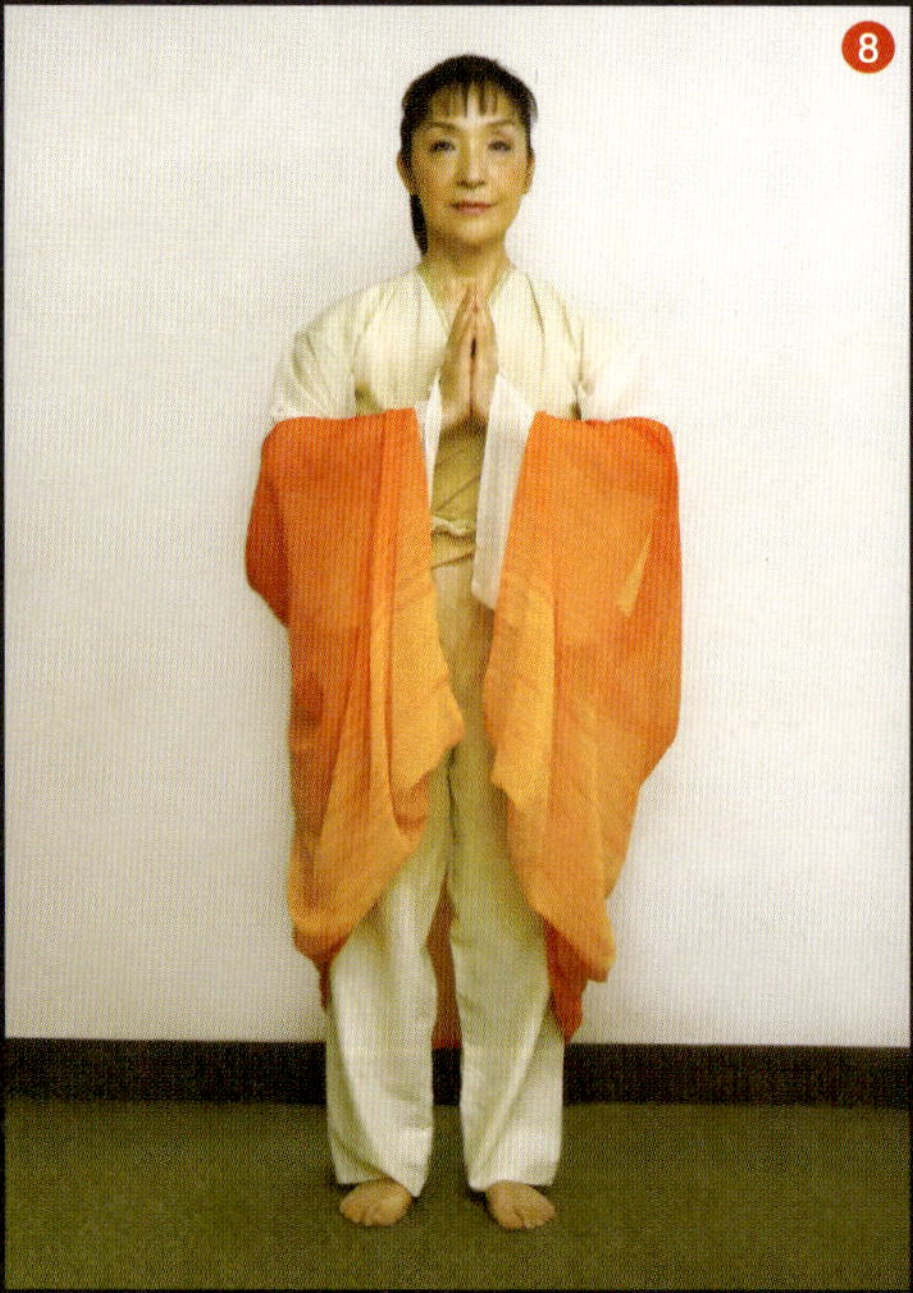

8 再び胸の前に。（宇宙のエネルギーに包まれている感覚）

6～8を3回繰り返す。
2回目、3回目は、6を、ひふみよいむなや… 7 8は同じ。

ひふみよいむなや…（息つぎ）

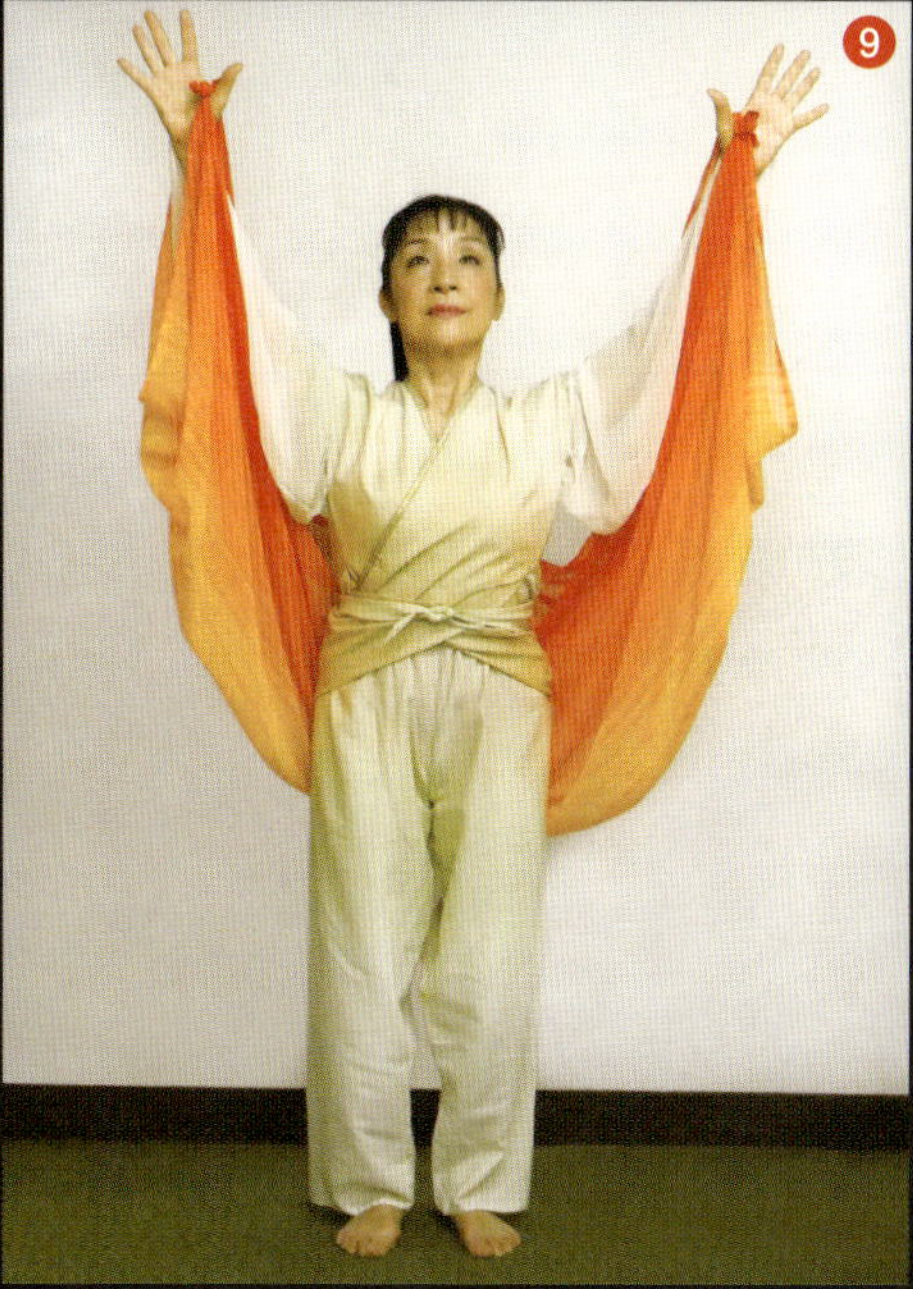

❾両手を大きく開いて、太陽のエネルギーを全身に感じ、

このとお…

（できたら節をつけて）

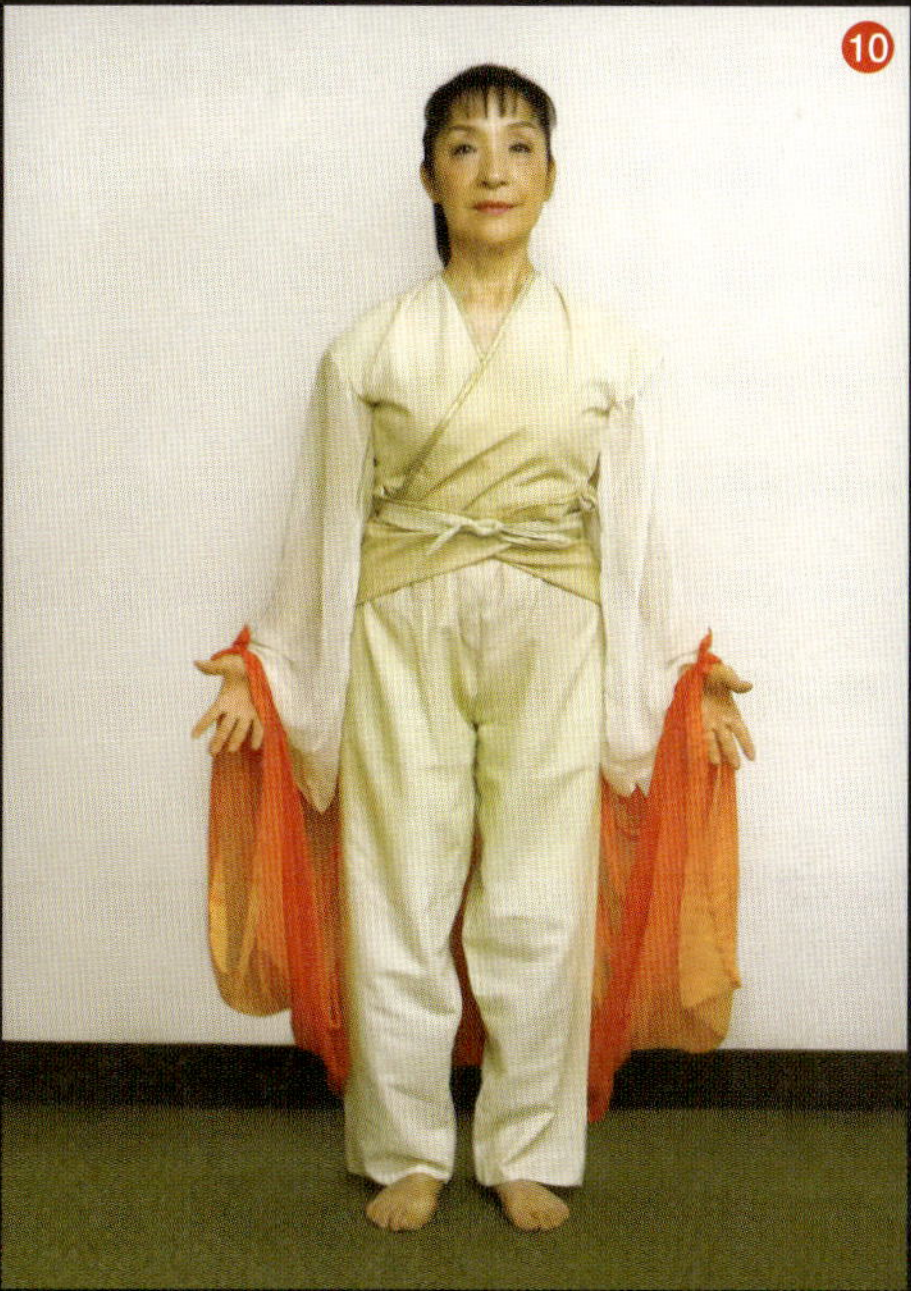

❿大きな力強い存在の自分を感じながら両手をおろします。

光の章

――太陽に向かって咲く花のイメージで――

ひふみ　よ　いむなや…（息つぎ）

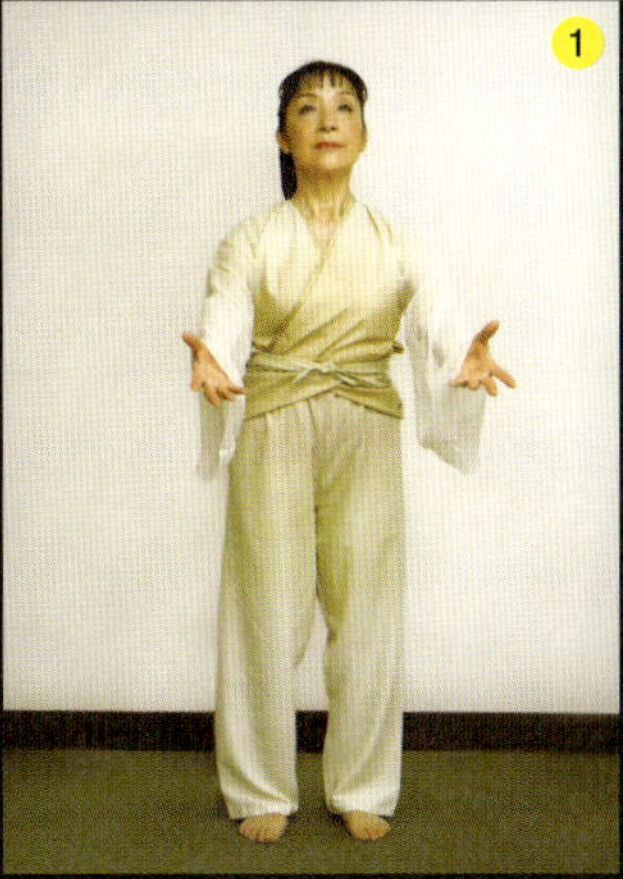

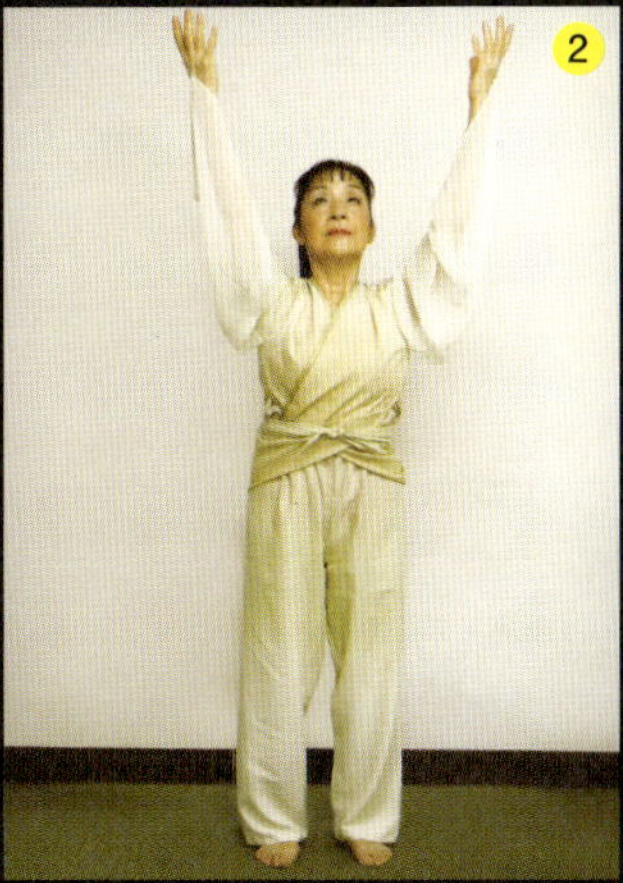

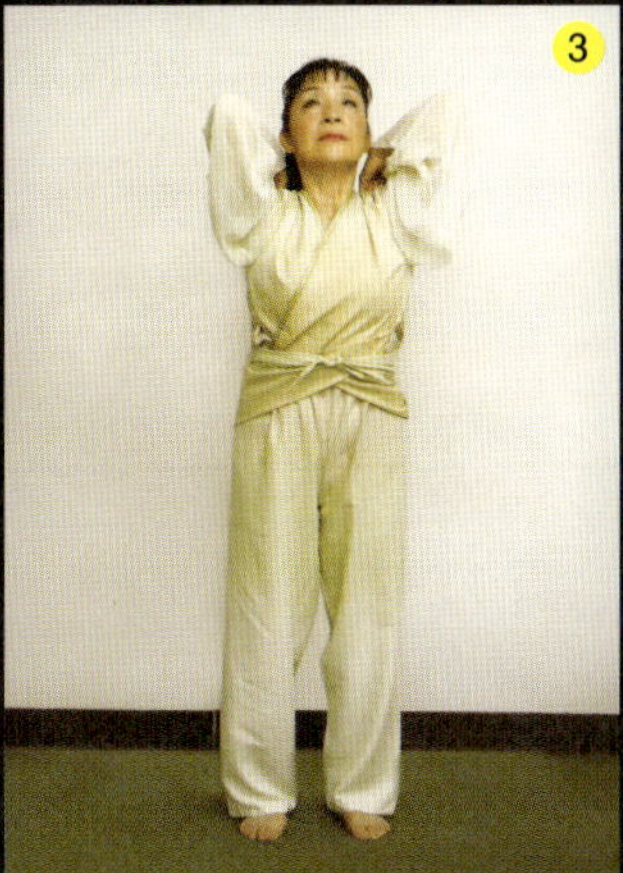

①（きれいな花の香りをかぐ時のように）そっと光を感じながら両手を前から

②頭の上まであげていき、（上体を伸ばし首をあげて）空を見ます。

③そのまま拳を握って、「む」でひじから先を曲げ、光のエネルギーを感じます。

このとお…

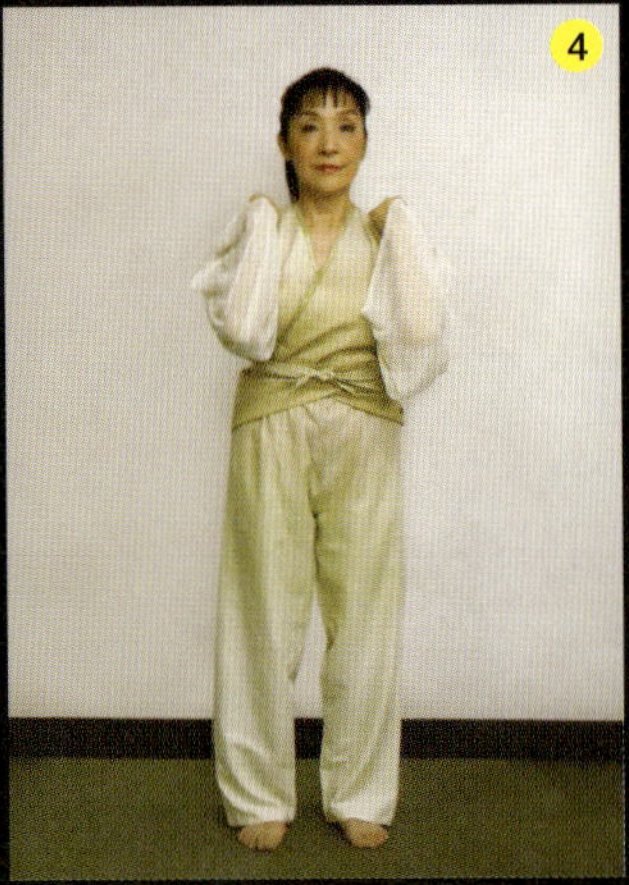

4 ゆっくりひじを降ろしながら上体と首をもどし、

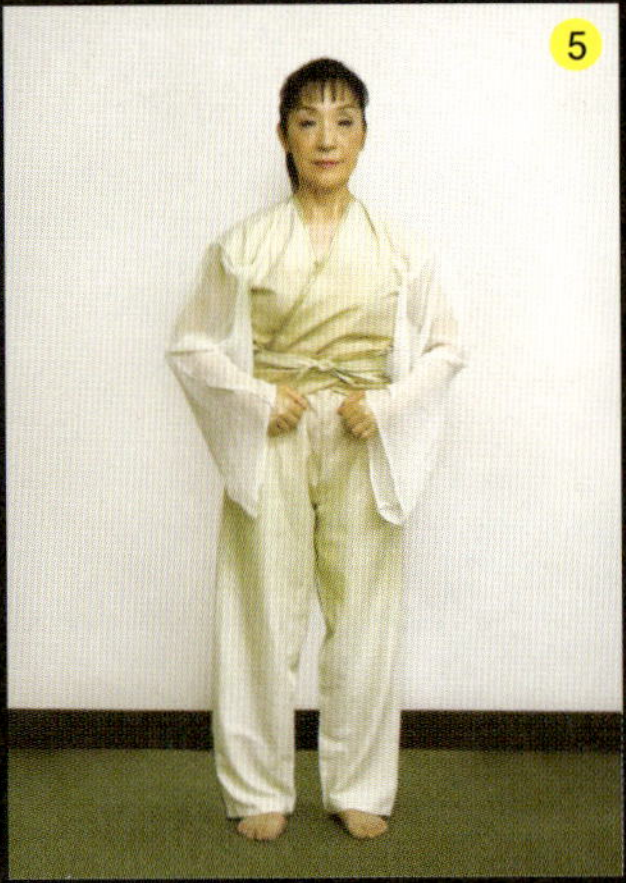

5 身体をなでるようにして

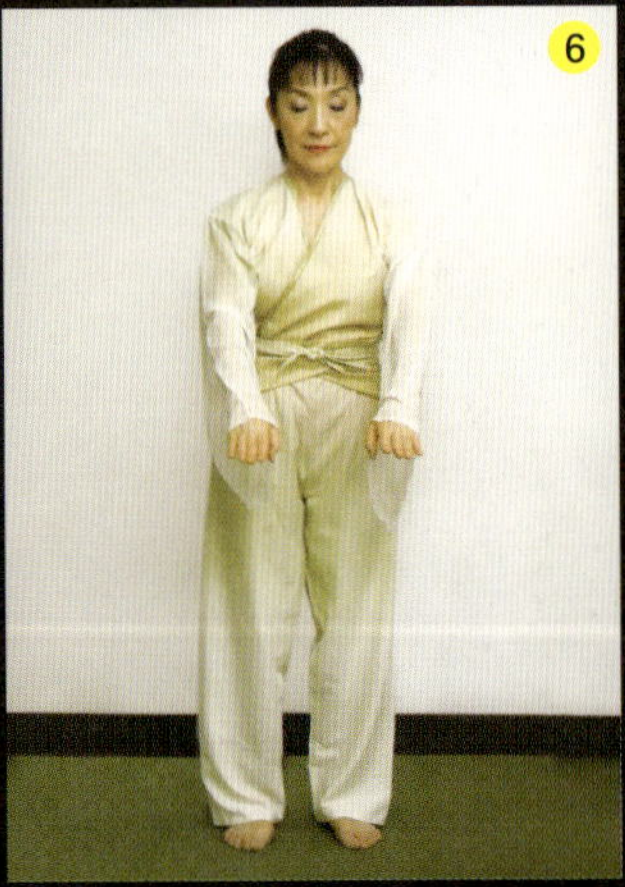

6 両手を前にのばしていき、エネルギーが全身に満ちるのを感じ、

ひふみよ　いむ　なや…（息つぎ）

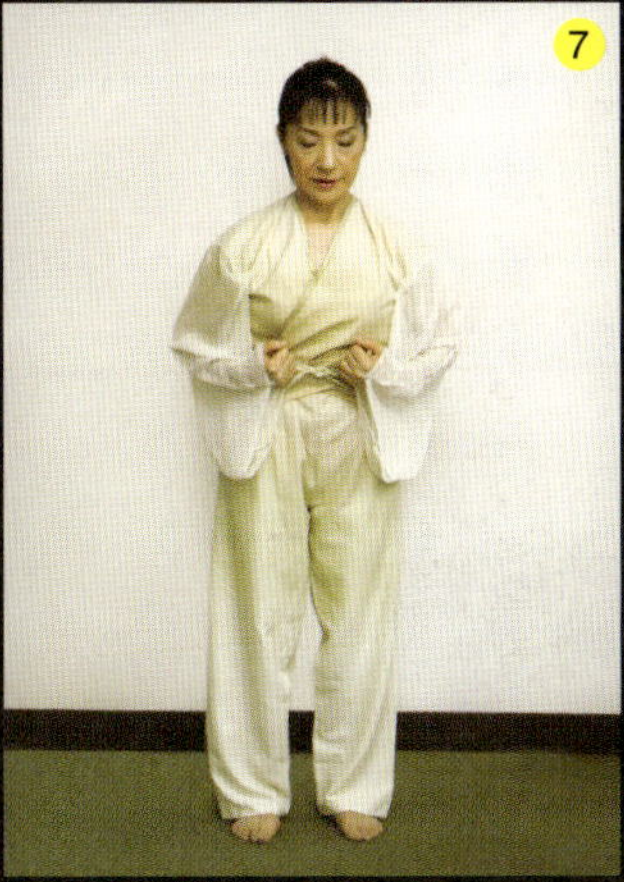

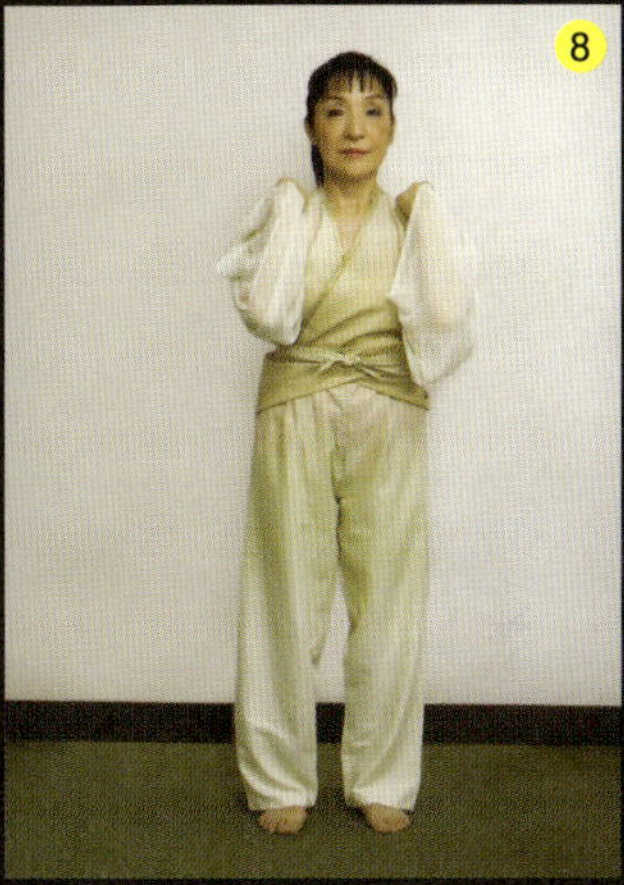

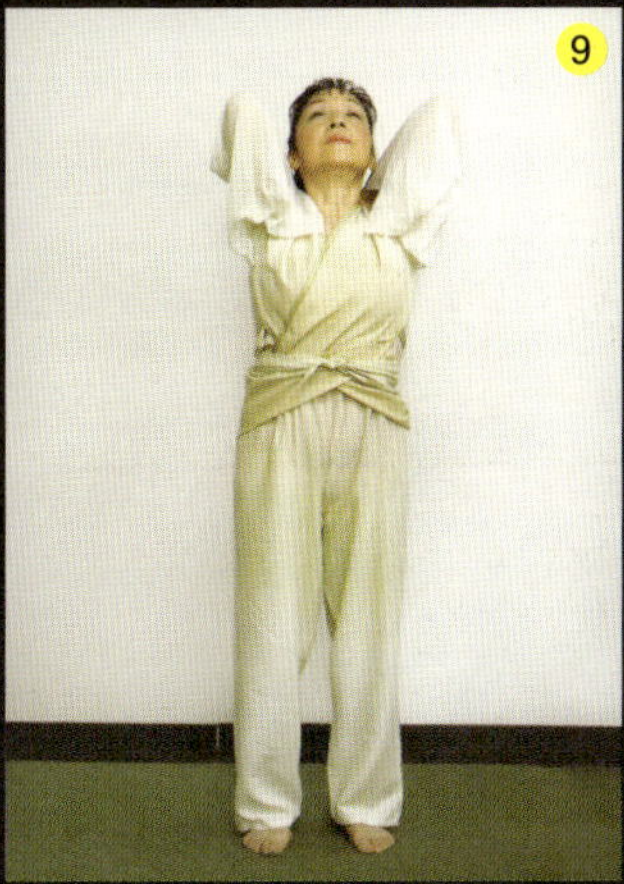

⑦そのエネルギーが身体の中を流れるのを感じて、両手で身体をなであげて

⑧ひじを上げていき、

⑨空を見る。

①～⑥を逆にたどります。

こ

のと

お…

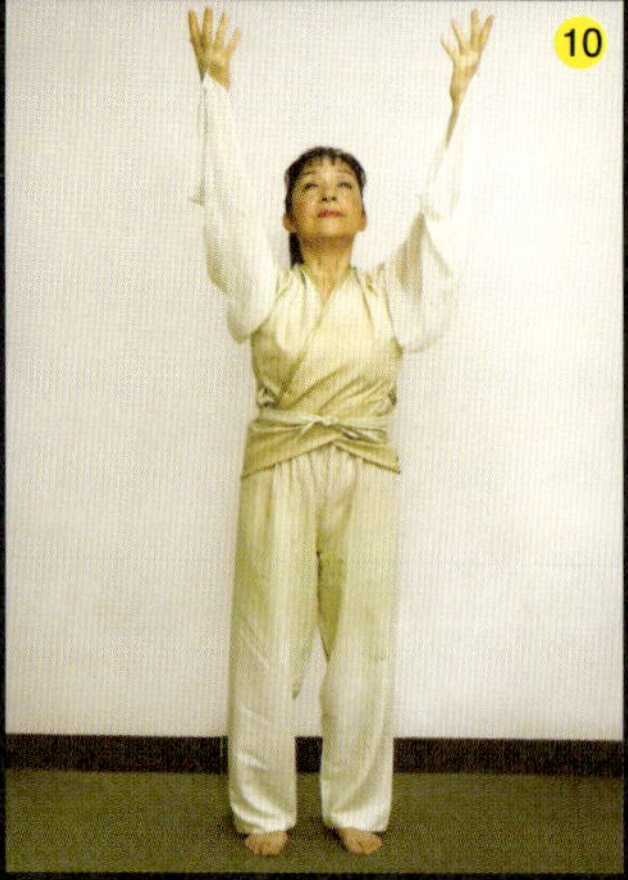

⑩ひじから先を伸ばして、

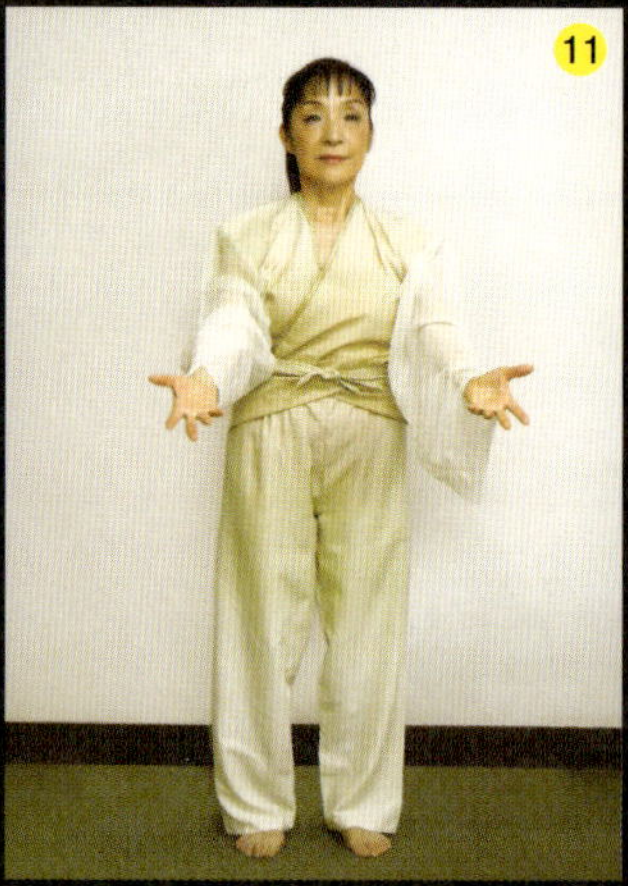

⑪内なるエネルギーを遠くへ
放つように

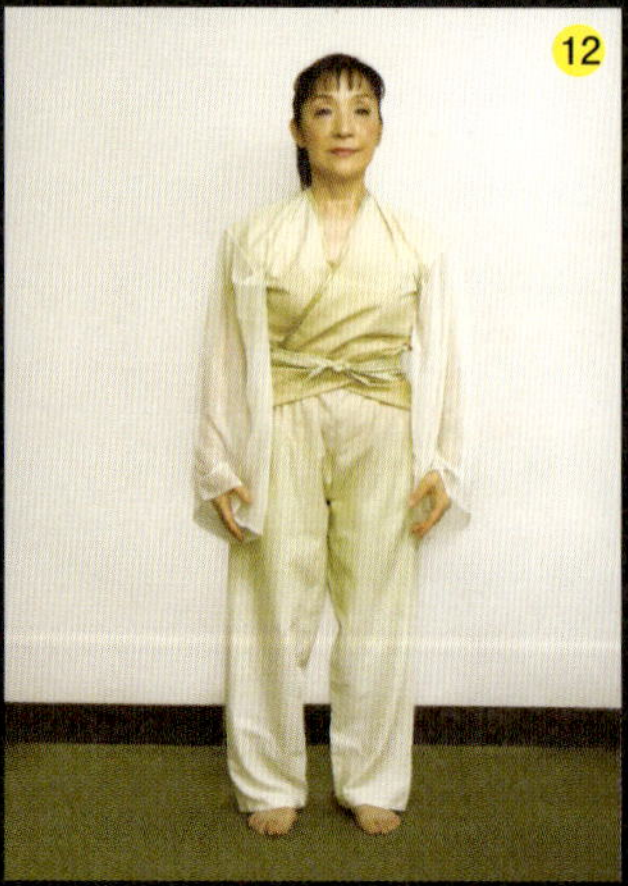

⑫両手をおろしていきます。

①～⑫を3回繰り返す。体内にエネルギーが充満し、解き放たれた自分を感じます。

＊背筋を伸ばし、ひじを高く上げることで大きく胸が開き、豊かな呼吸を可能にします。肩コリや猫背、腰痛の解消に。

風の章

——風に揺れる
しなやかな柳のように——

ひふみ　よいむ　なや…（息つぎ）
このとお…

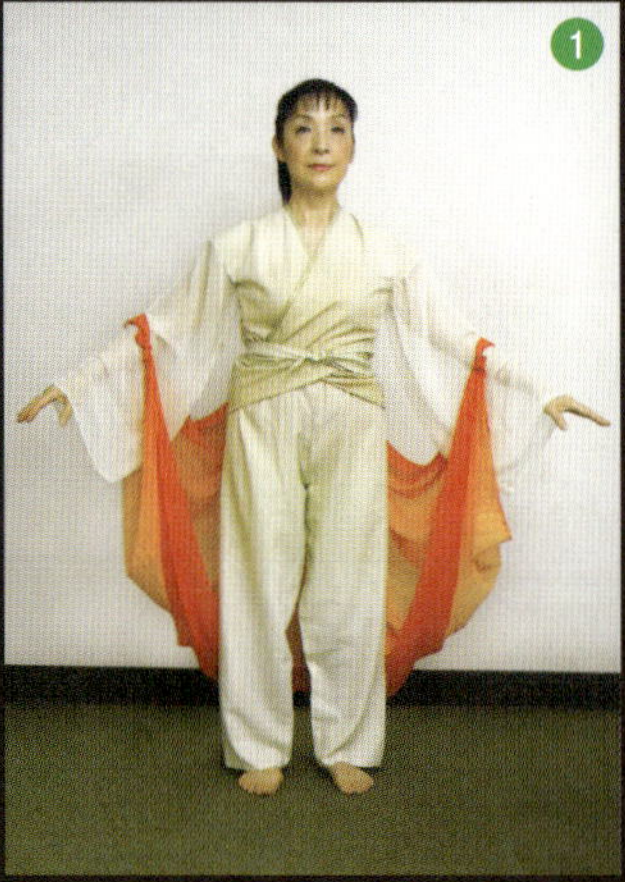

①両手を横から上げて

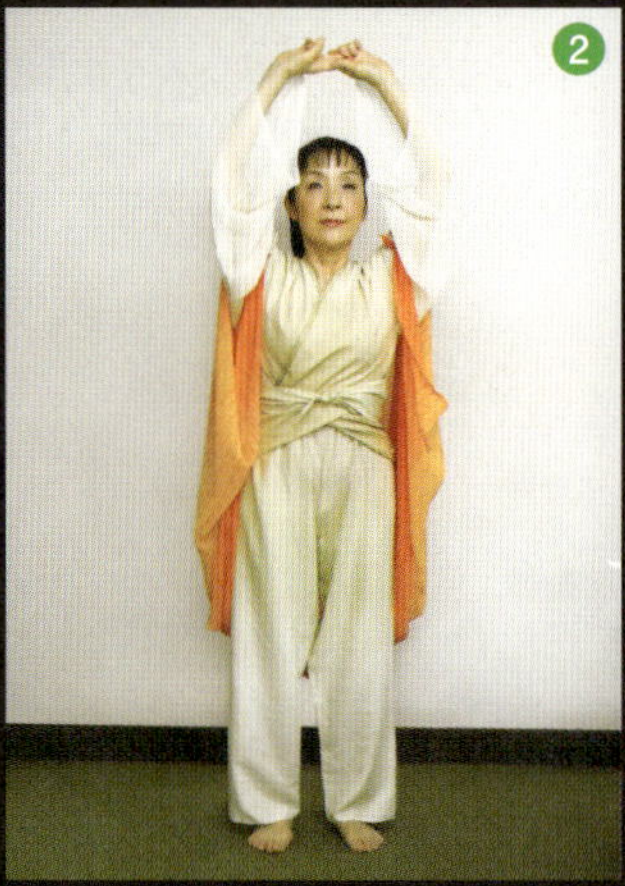

②人差し指と中指を他の手で握り、そのまま身体を伸ばしてから

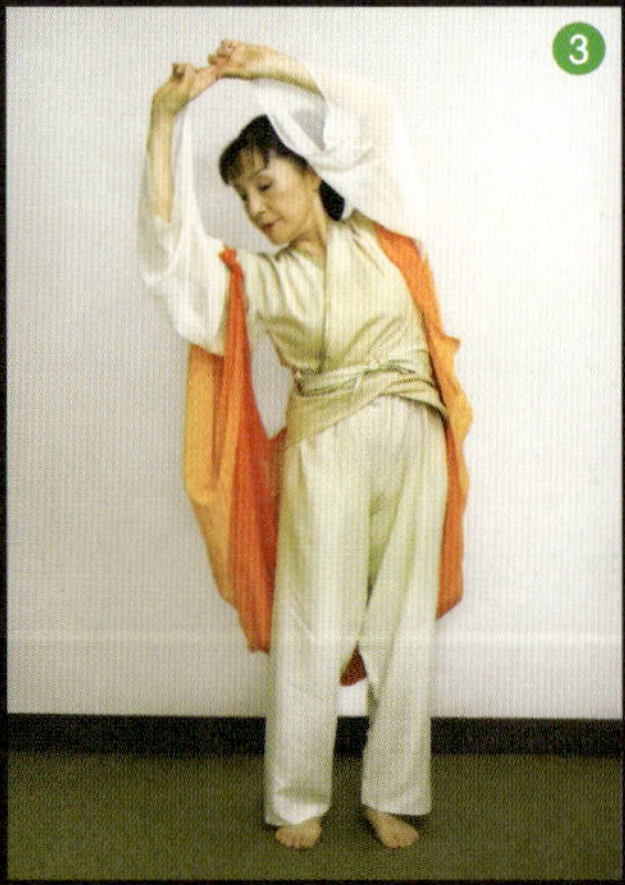

③右へ倒し、遠くから吹いてくる風の音を聞きます。

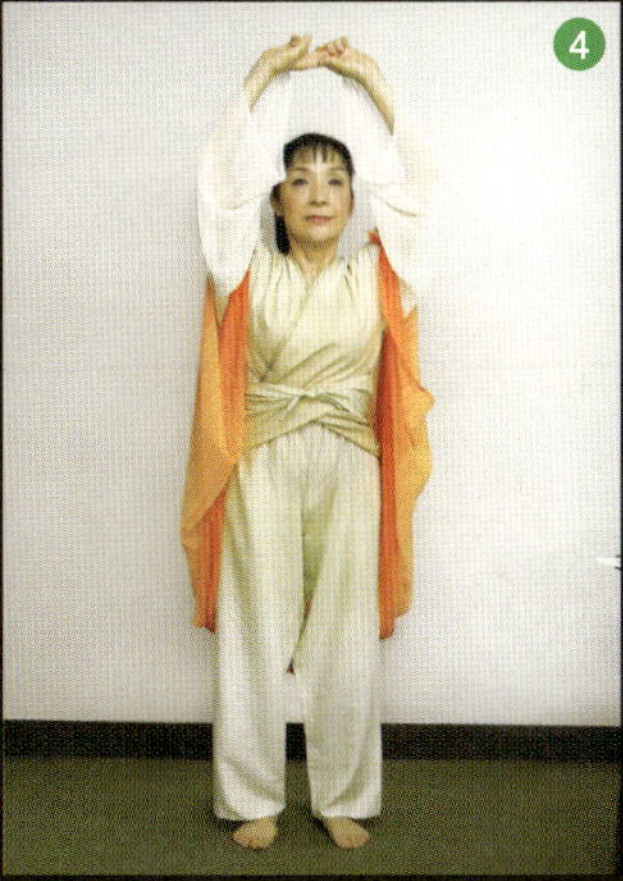

ひふみよいむ

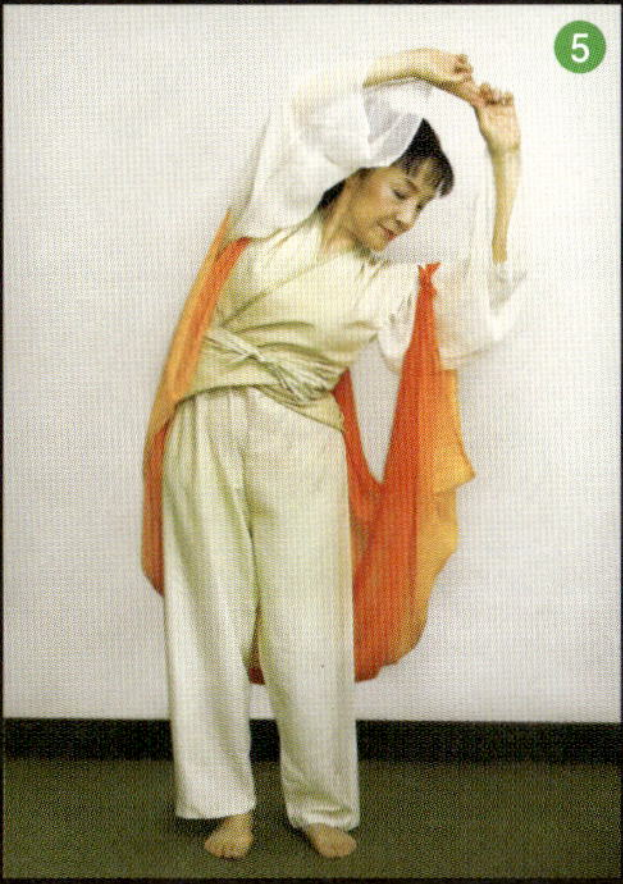

なや…（息つぎ）

このとお…

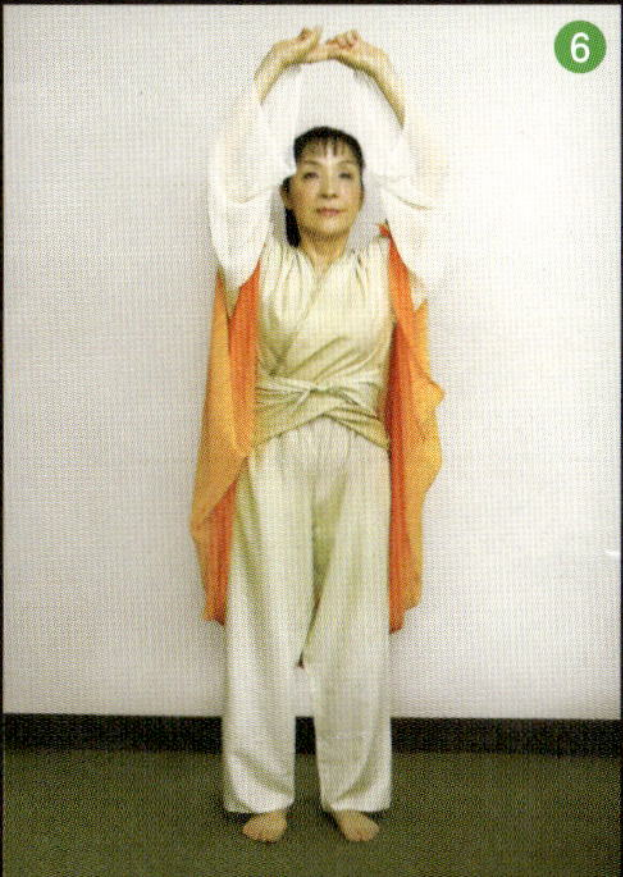

ひふみよいむ

なや…（息つぎ）
このとお…

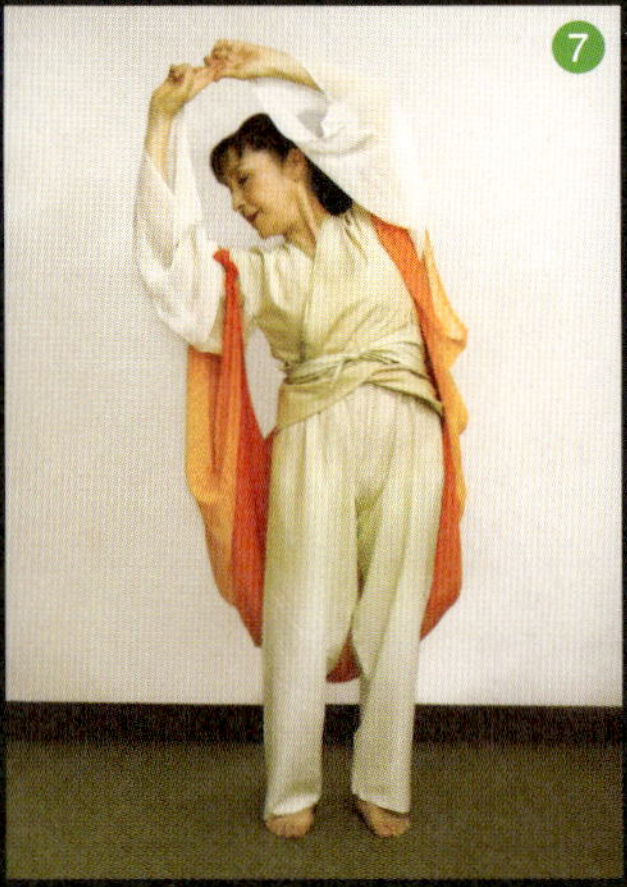

❼同じように右へ倒し、肩の後ろを見ます。（風の吹いているのを感じて）

ひふみよいむ

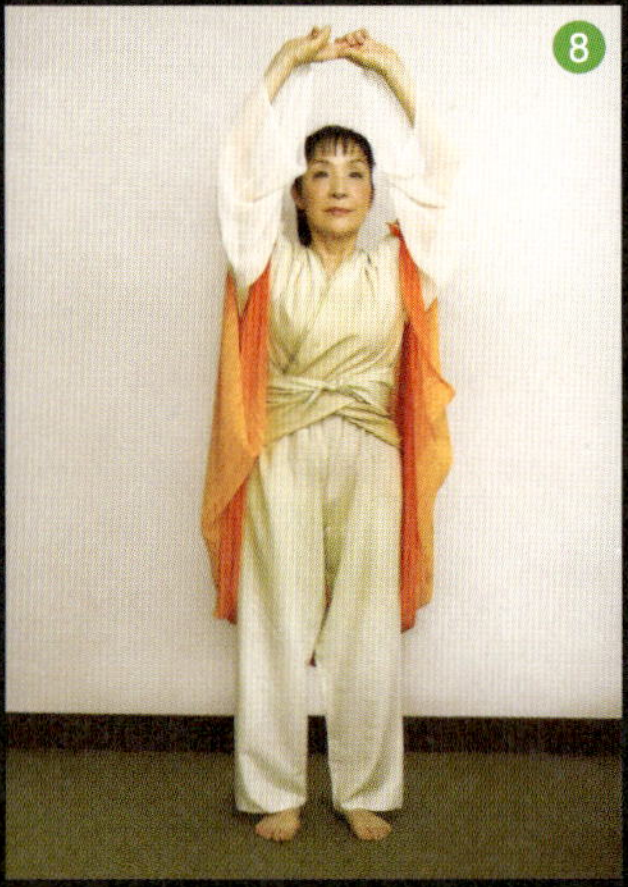

❽身体を戻して、身体を伸ばしてから

なや…（息つぎ）
このとお…

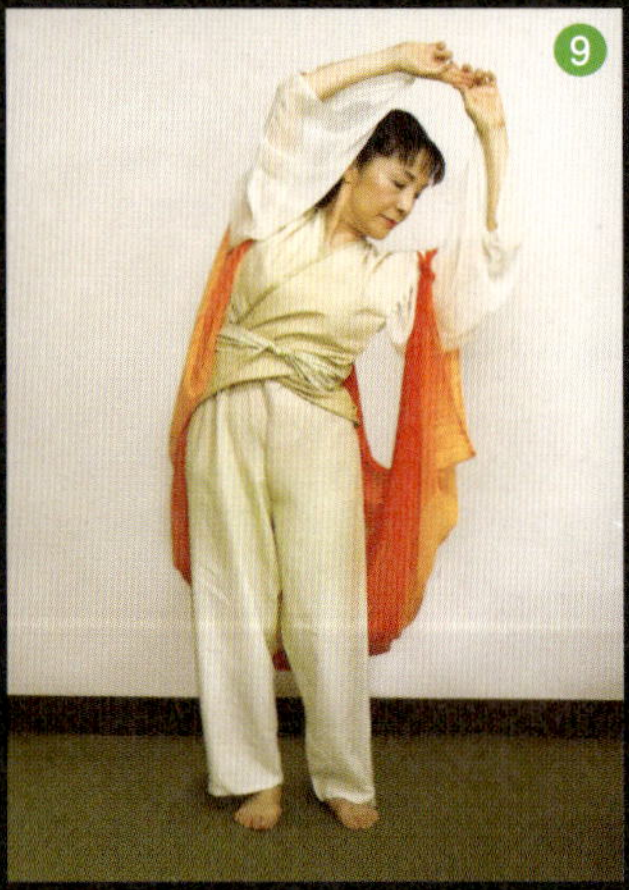

❾同じことを左へ（しなやかな自分を感じます）

このとお…

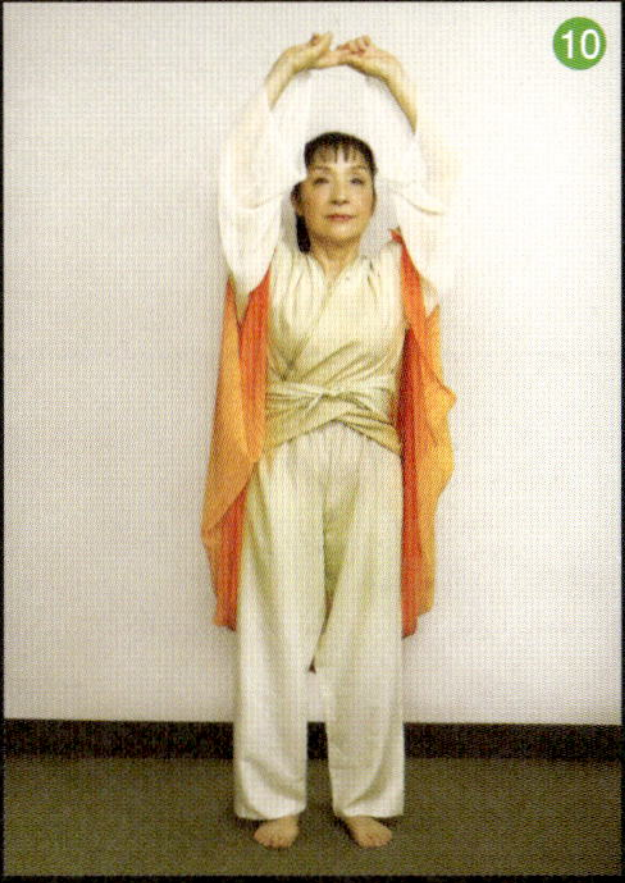

⑩身体を戻して、身体を伸ばしてから

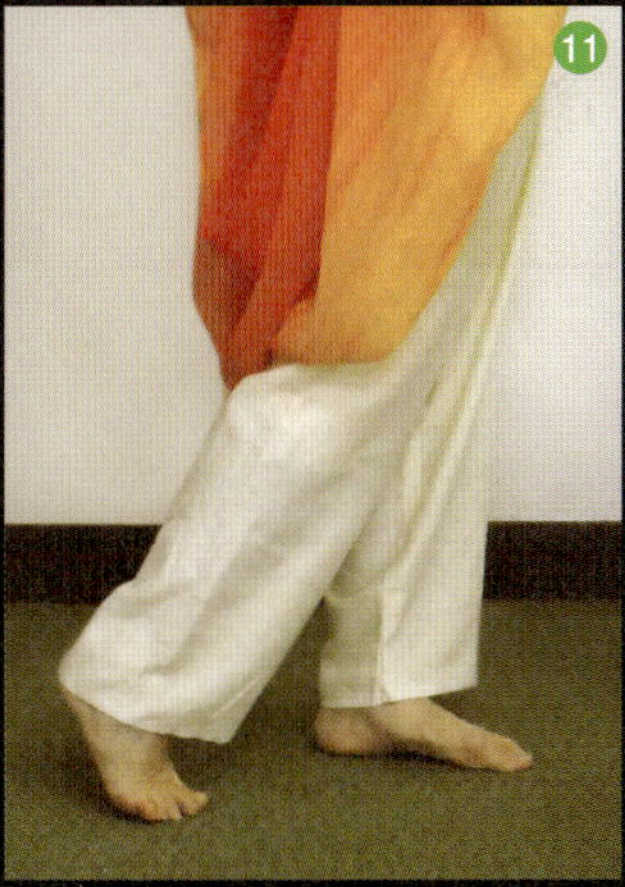

⑪「む」で右足つま先を一足分後ろへ置いて、上体を伸ばし、

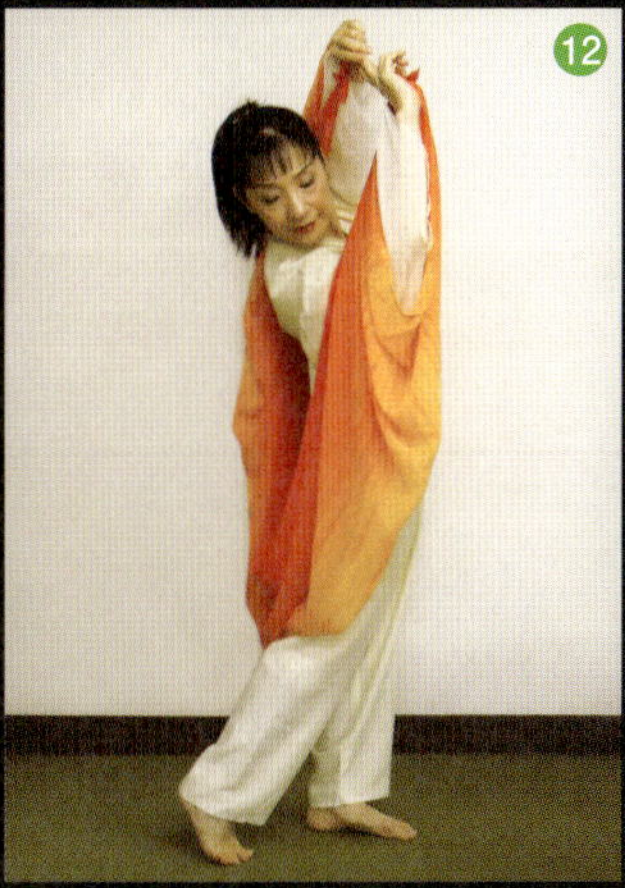

⑫重心を前の足に置いて右へ倒し、右足の踵を見ます。
（自由な自分を感じて）

＊DVDでは⑩の後に⑯〜⑳を入れてあります。日常使わない筋を使いますので初めは一つの動きの後に毎回背中を伸ばしても良いでしょう。身体が慣れてきたら、この本のように、最後だけに入れても良いと思います。

ひふみよ　いむな　や…（息つぎ）　ひふみよ

このとお…

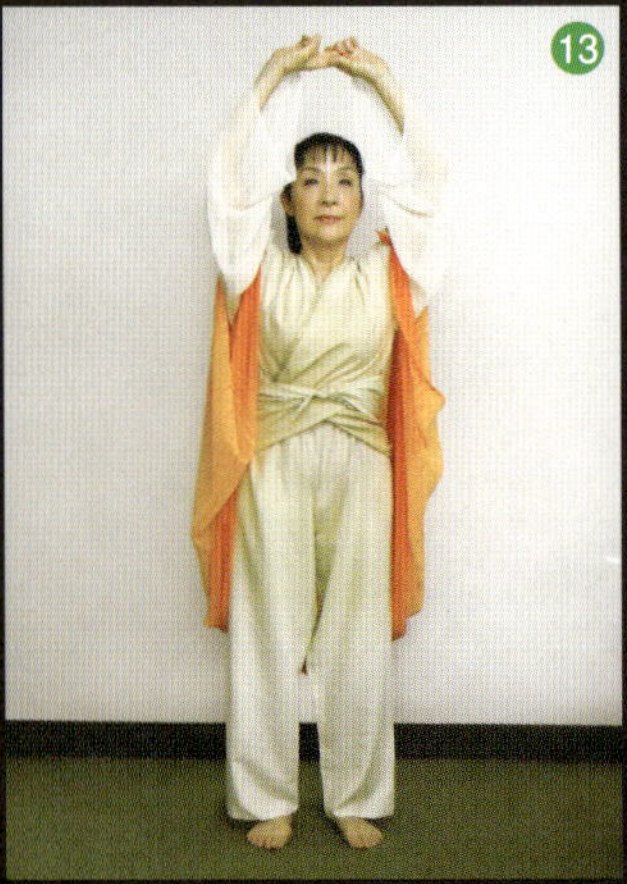

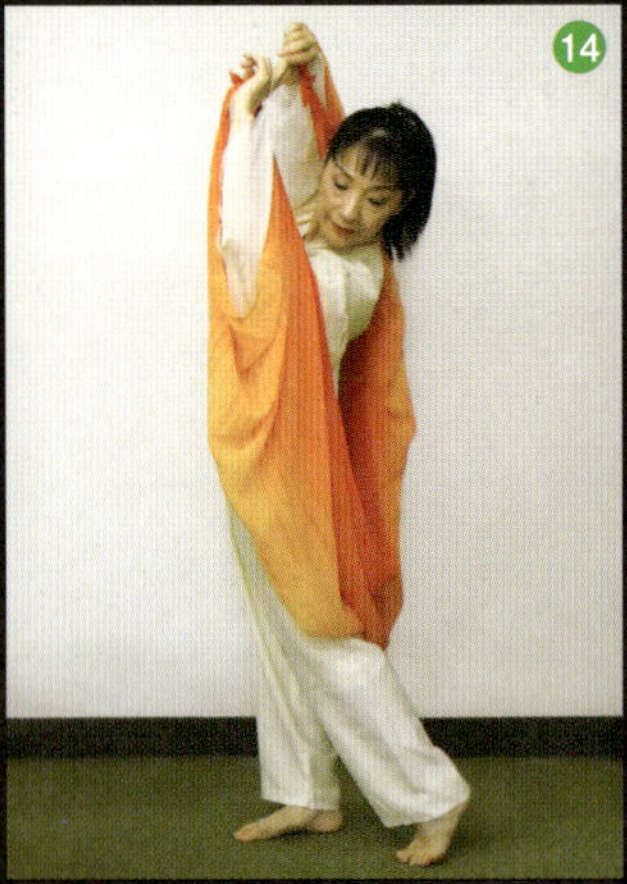

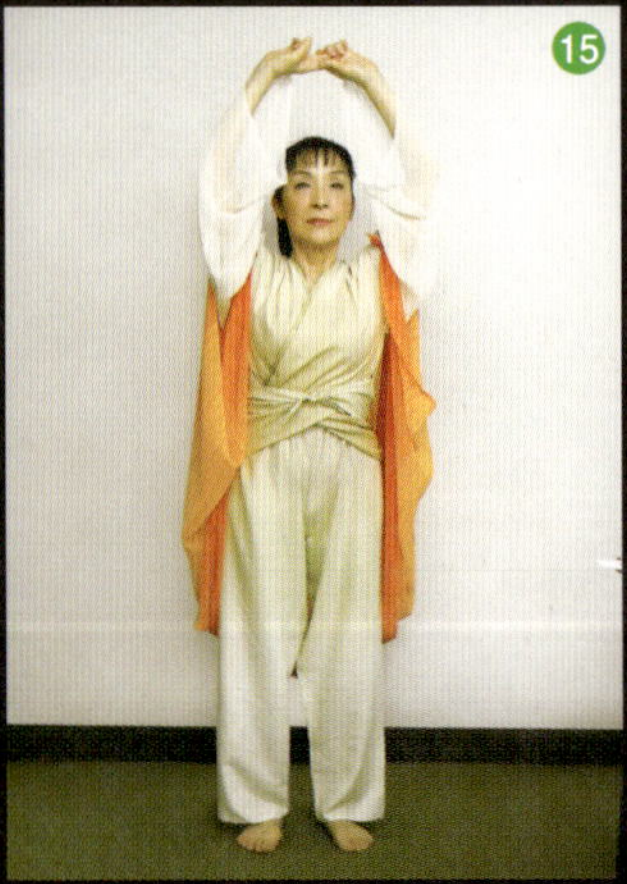

⑬身体を戻して右足を付け、「む」で左足を一足分後ろへ置いて、身体を伸ばし

⑭左へ倒して、左足の踵を見ます。（自由な自分を感じて）

⑮身体を戻して左足を付け

いむ

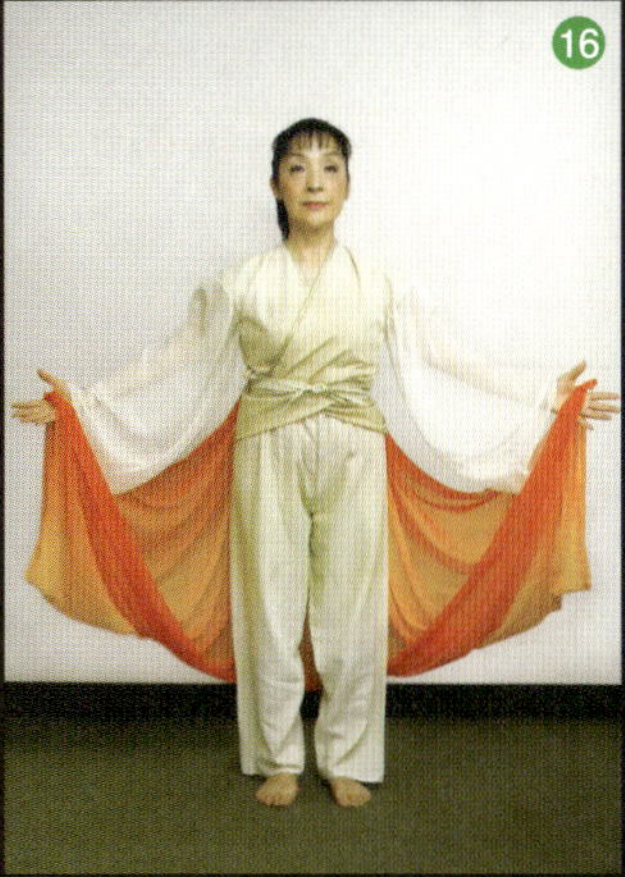

16 大きく両手を回して

な

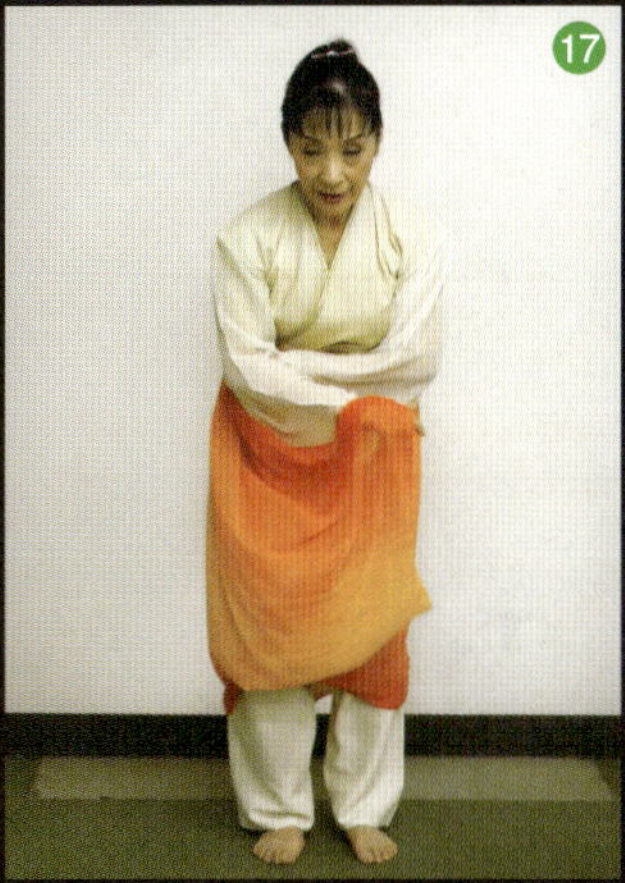

17 身体の前で交差し

や…（息つぎ）

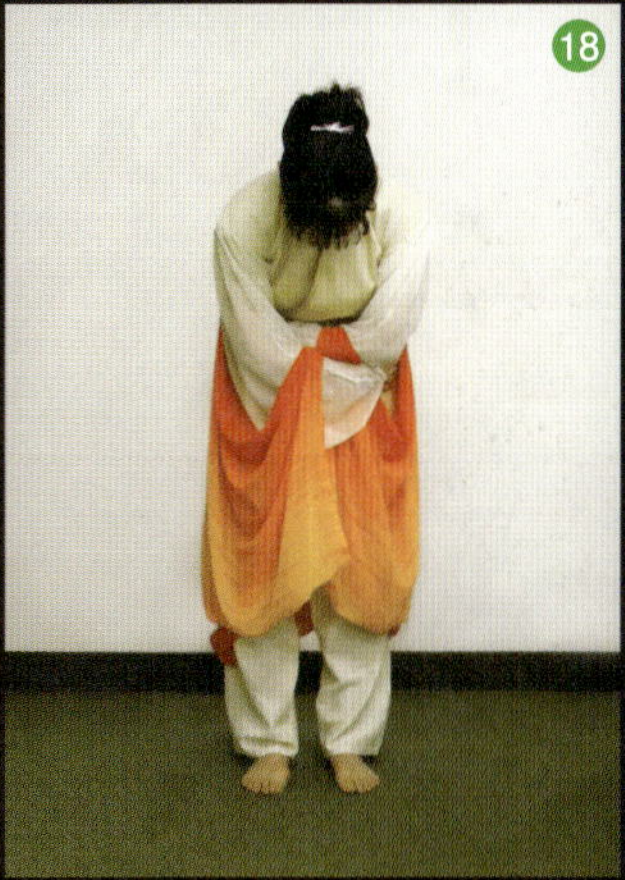

18 おへそを見るように身体を丸くして、使った筋を伸ばして身体を弛め

このと
お…

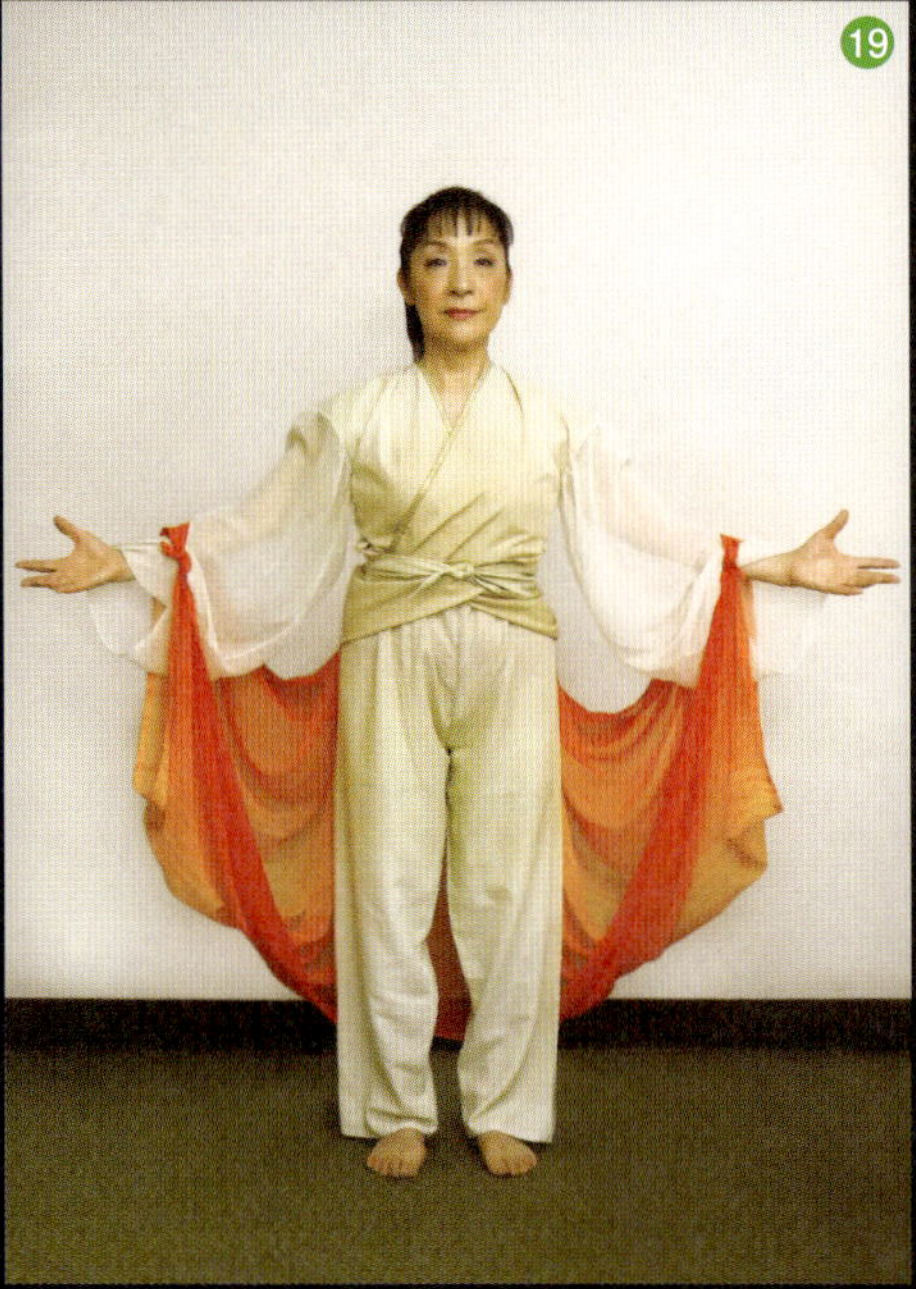

⑲両手を横に開いて

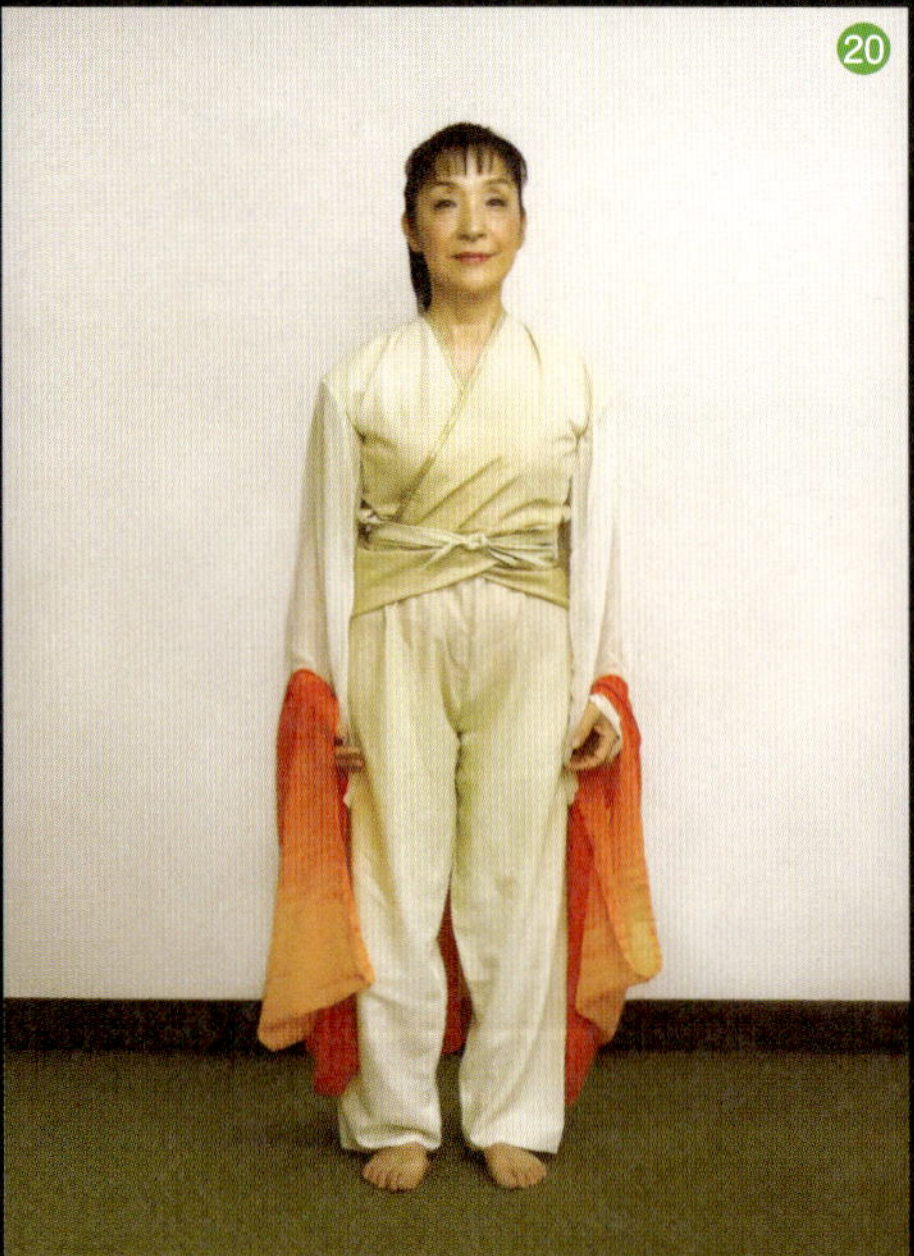

⑳脇へおきます

全ては変化していきます。永遠に続くものなどありません。身体の状態、心のあり方をていねいに受け止め、自分らしく受容することで大切なものを得ることになるでしょう。

水の章

――水は命。
変幻自在に姿を変え、 自由です――

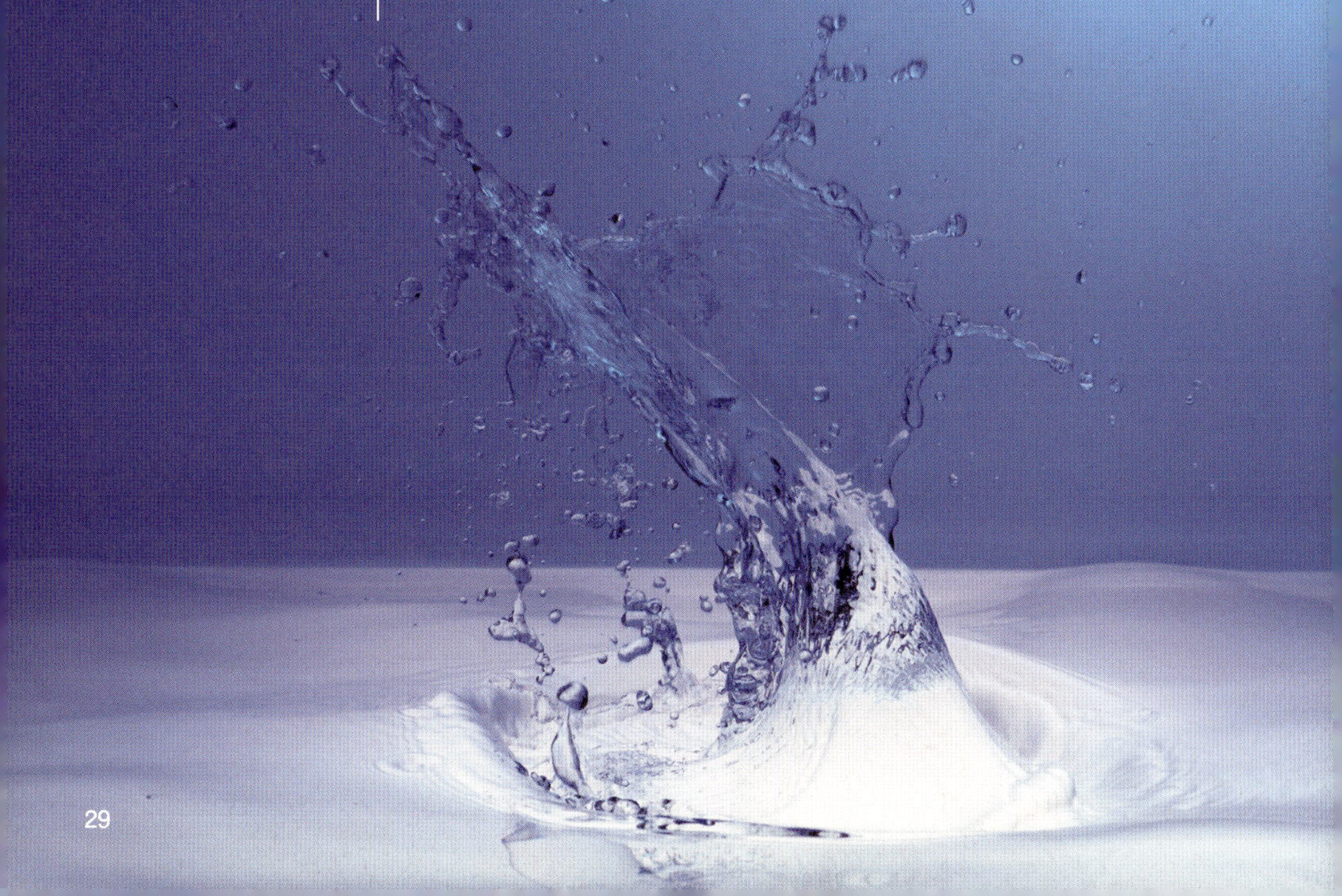

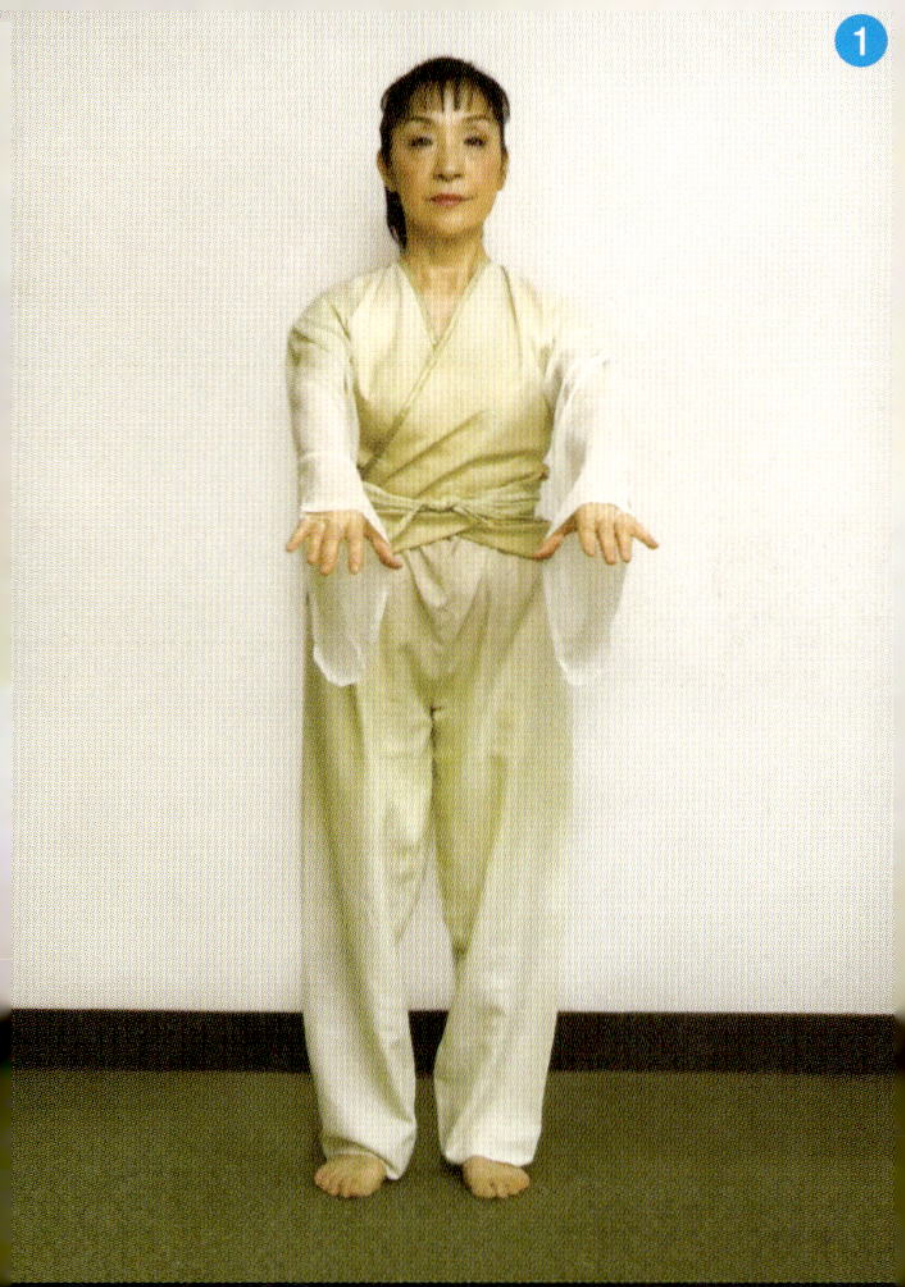
1

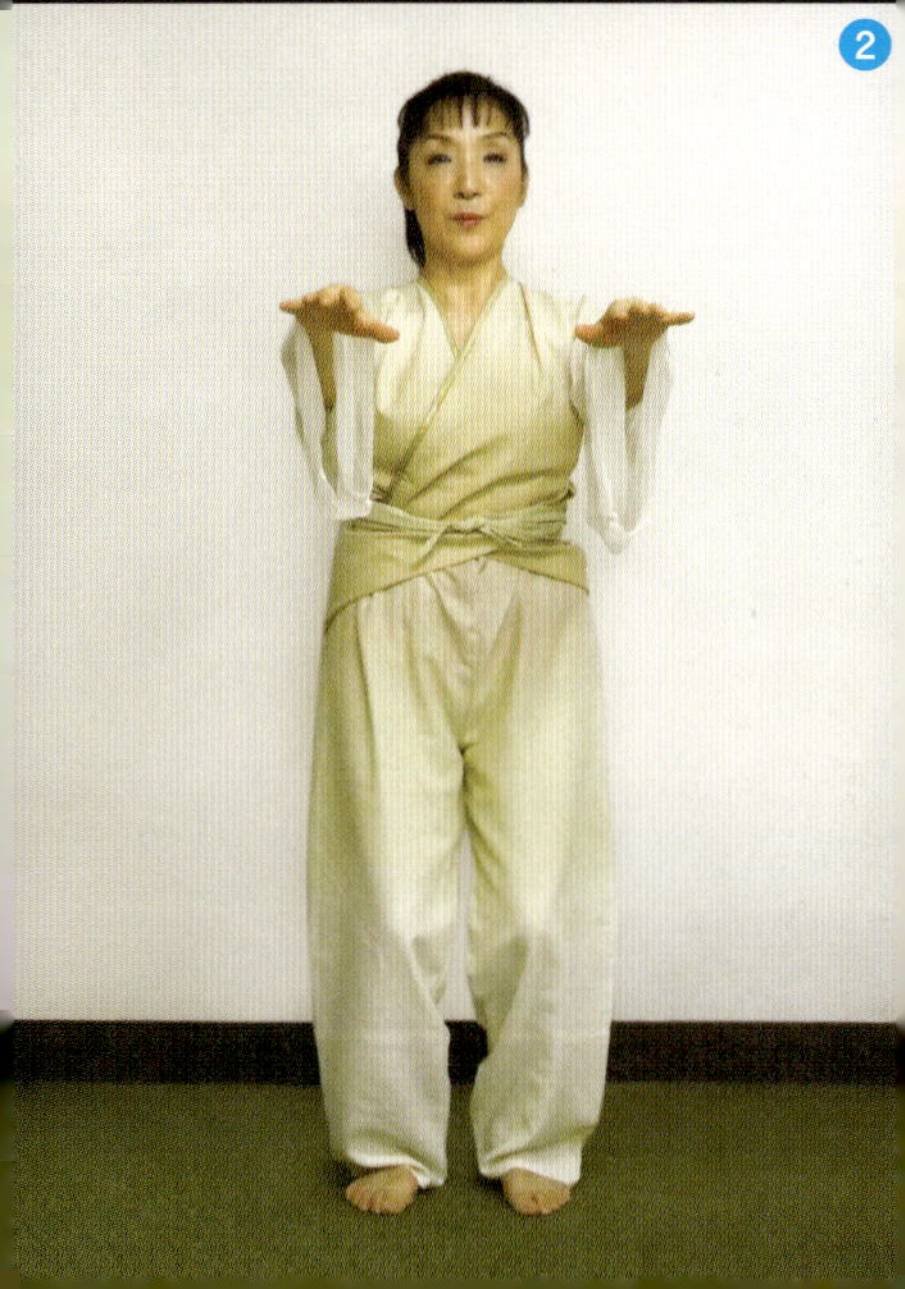
2

なや…（息つぎ）このとお…

ひふみよいむ

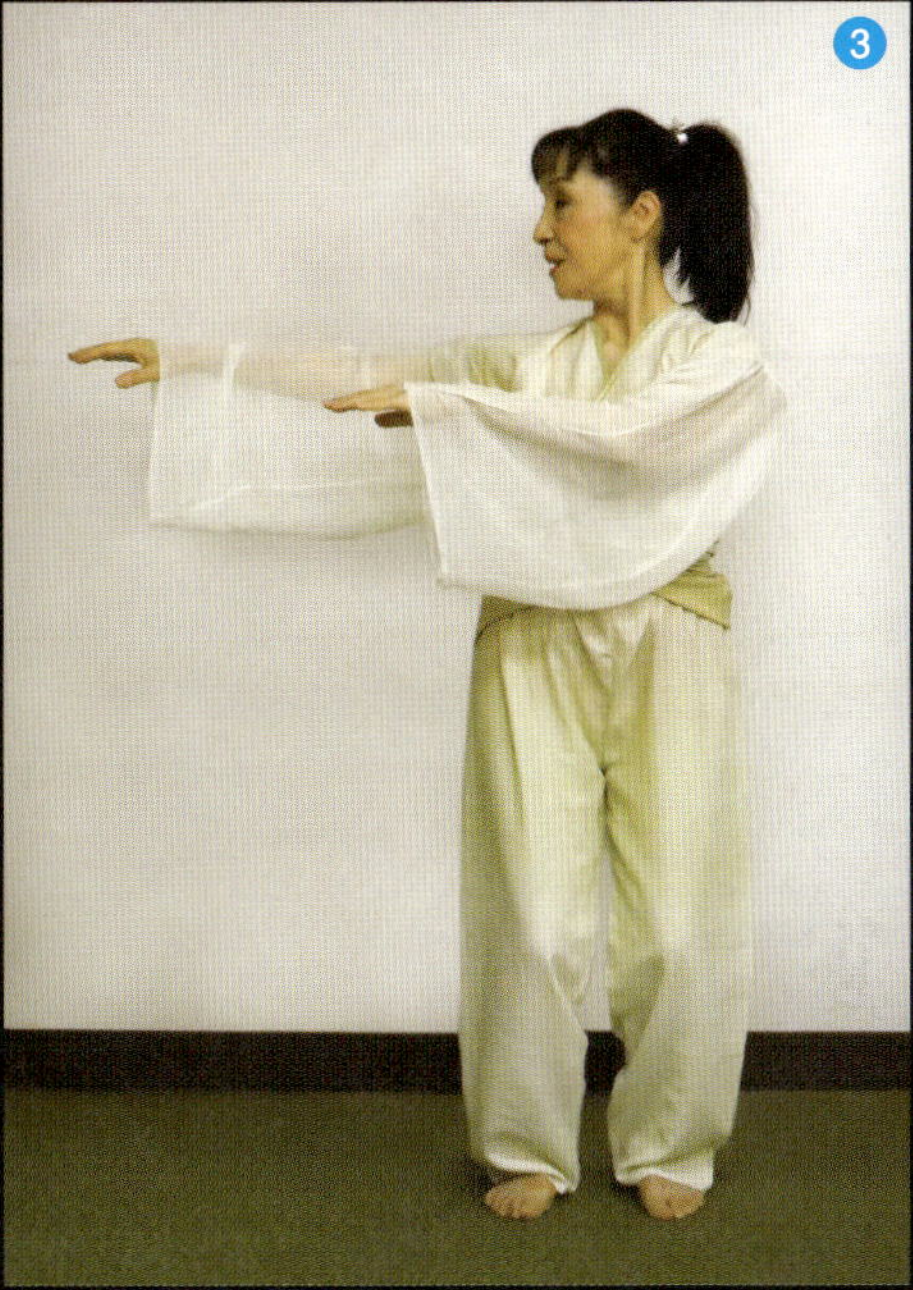

❸手の幅を変えずに右へふり返る。（指先から、水が流れ出るのを感じる。）

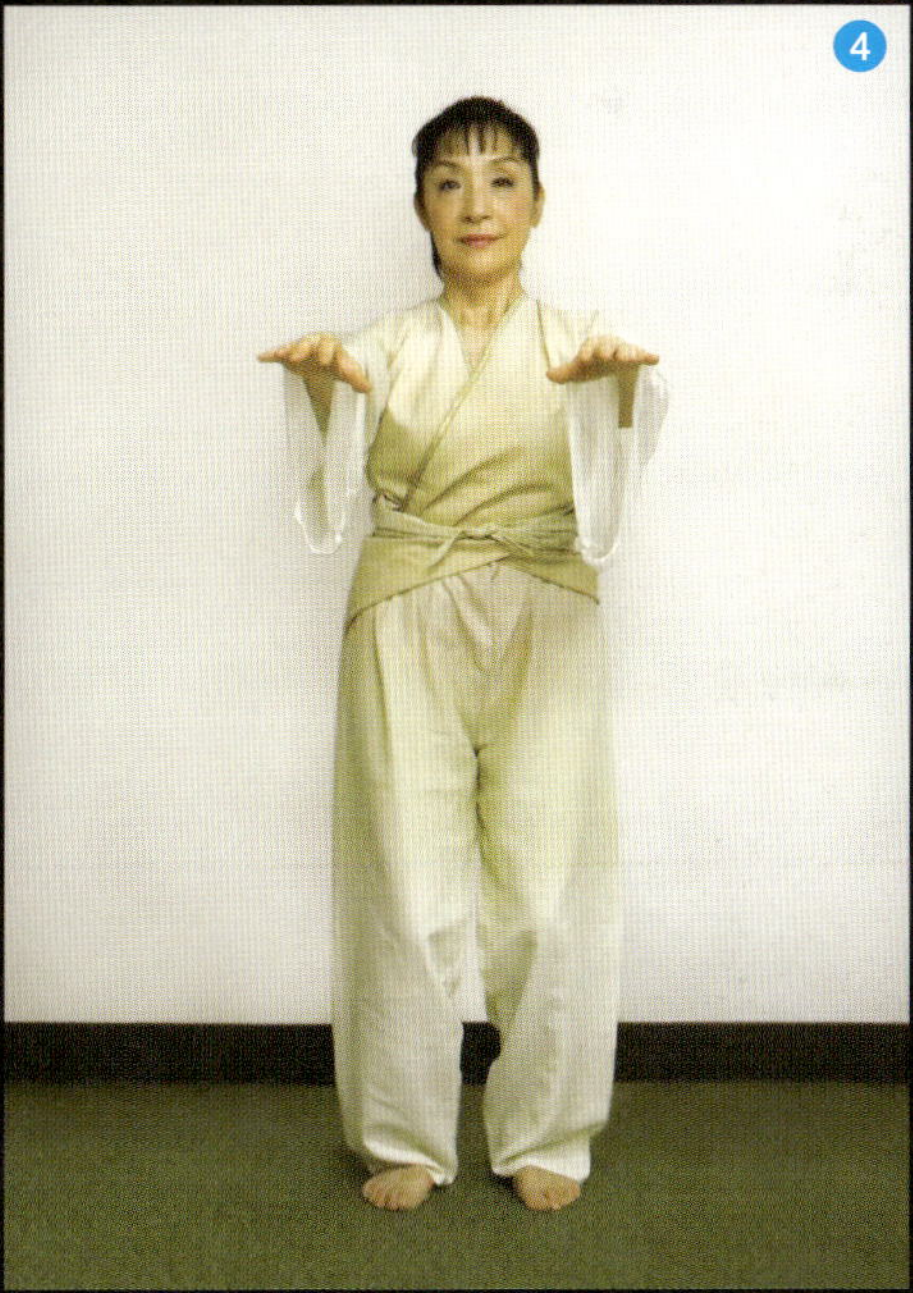

❹両手を戻し

下半身はどっしりと、上半身はゆったりしなやかに。

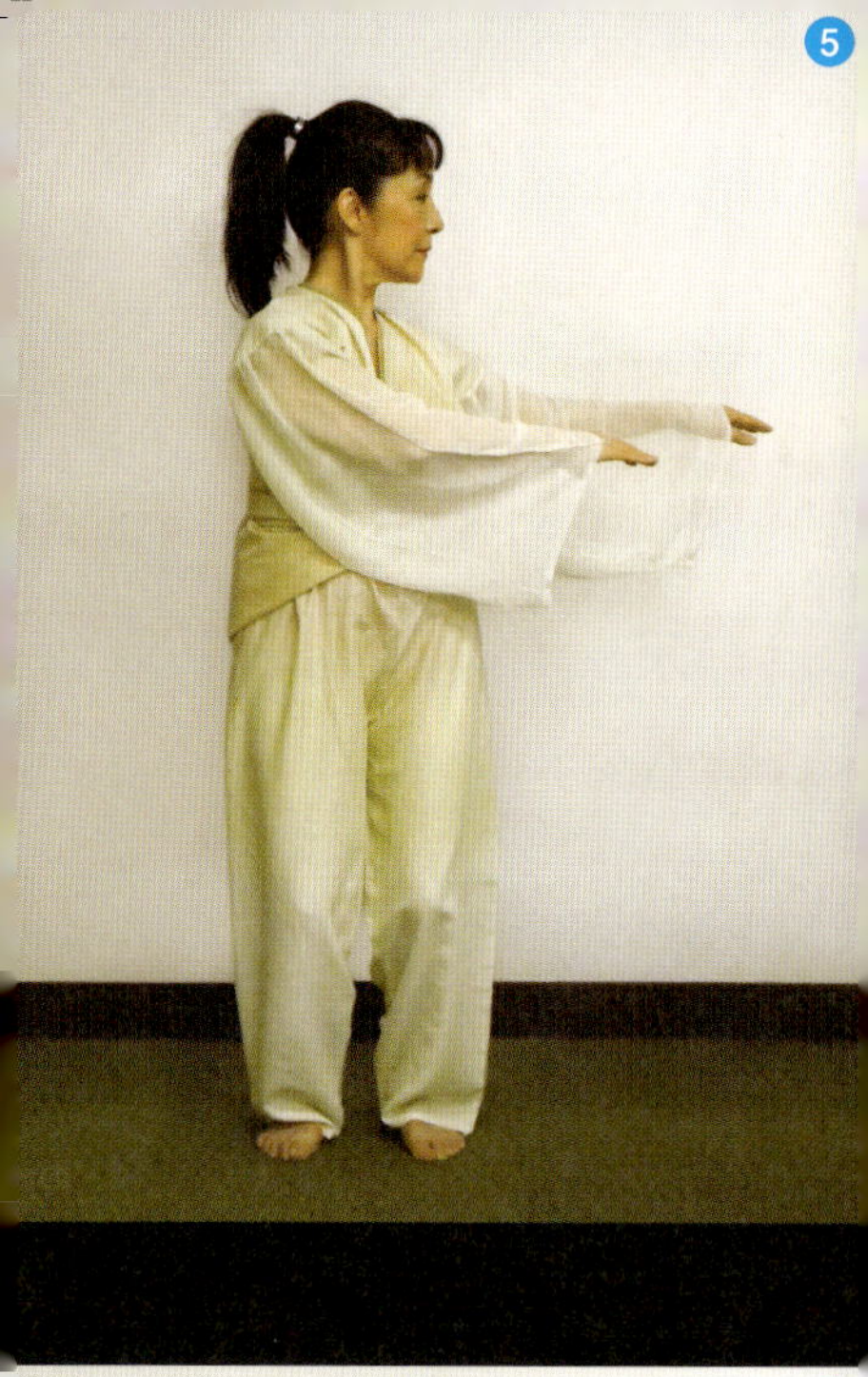
5

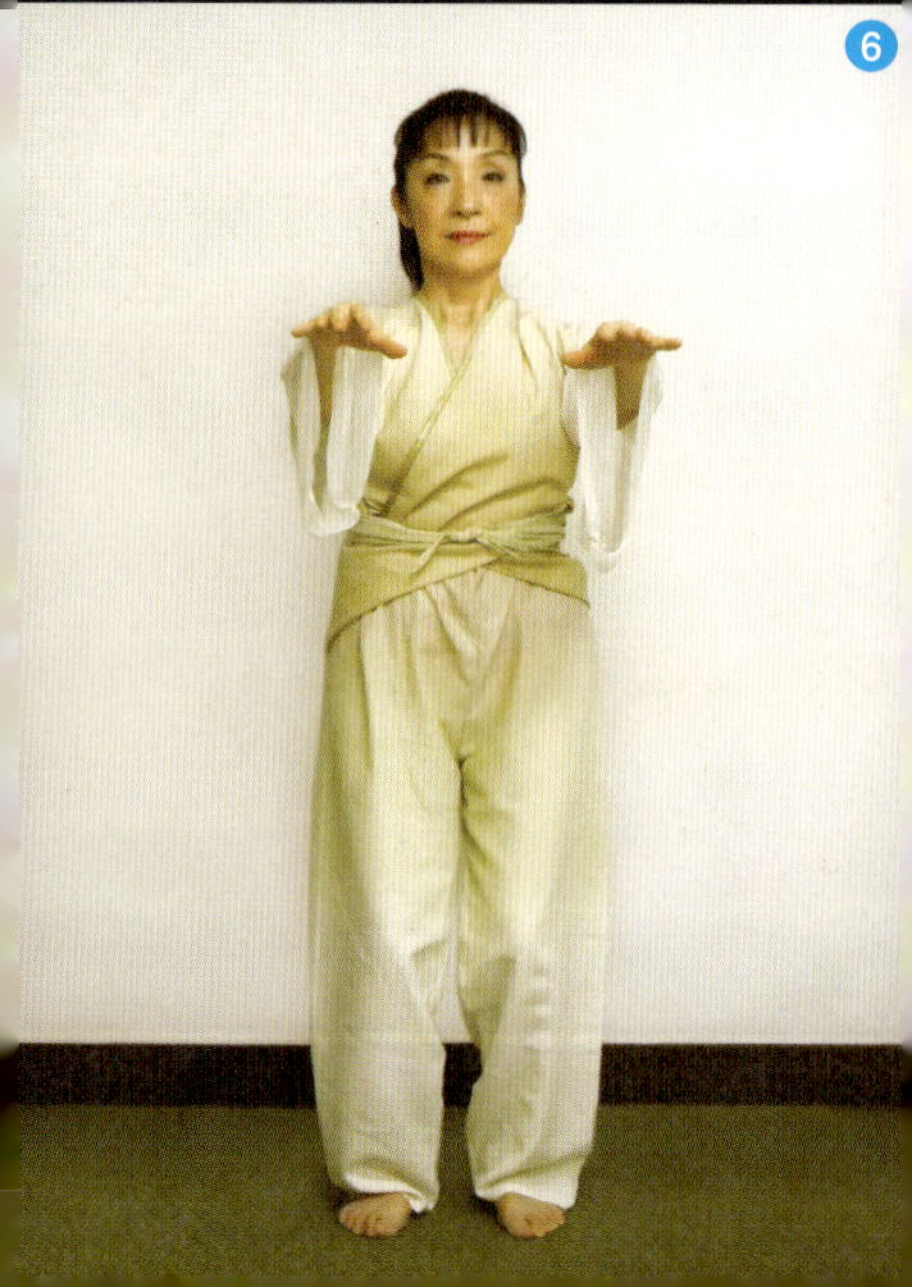
6

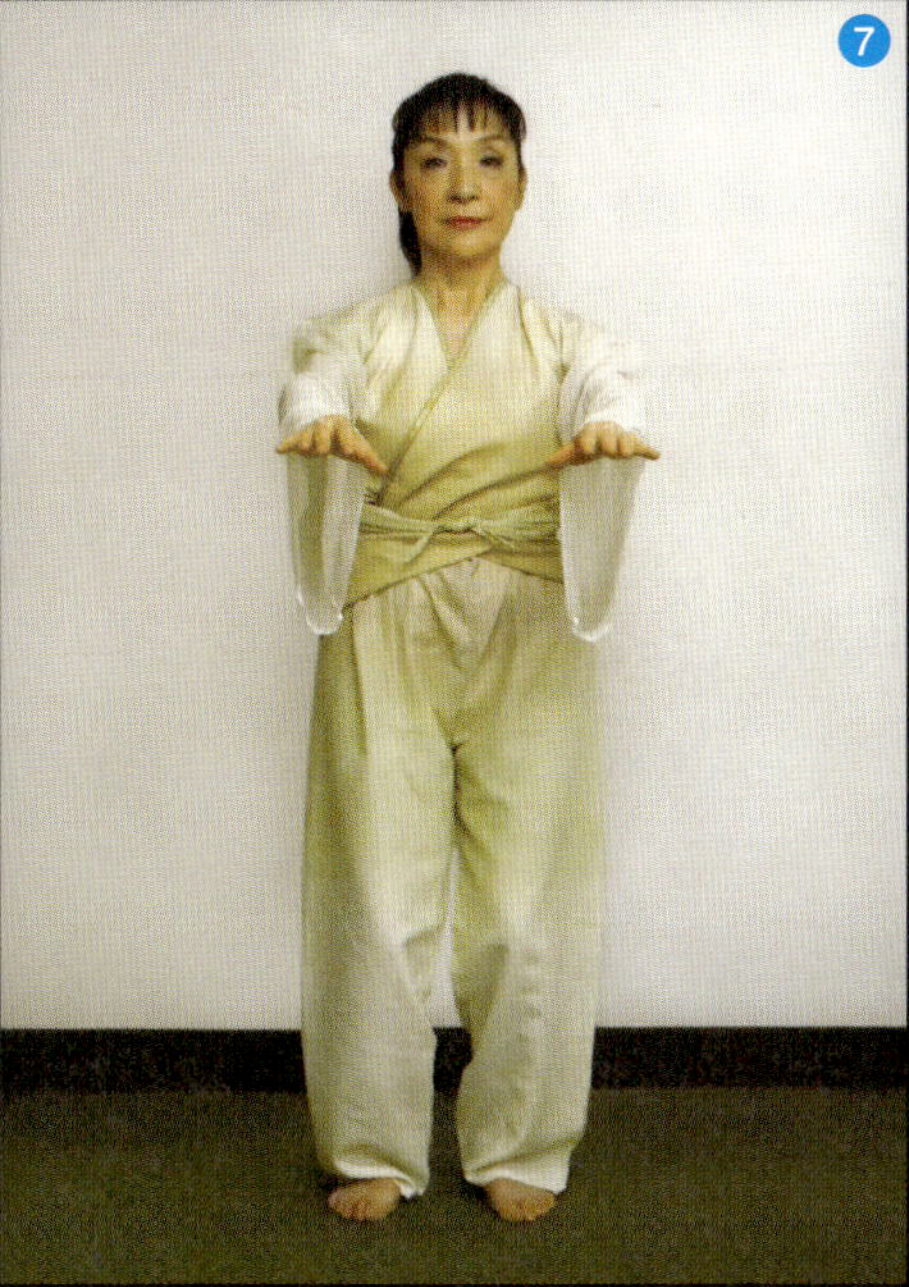

いむ

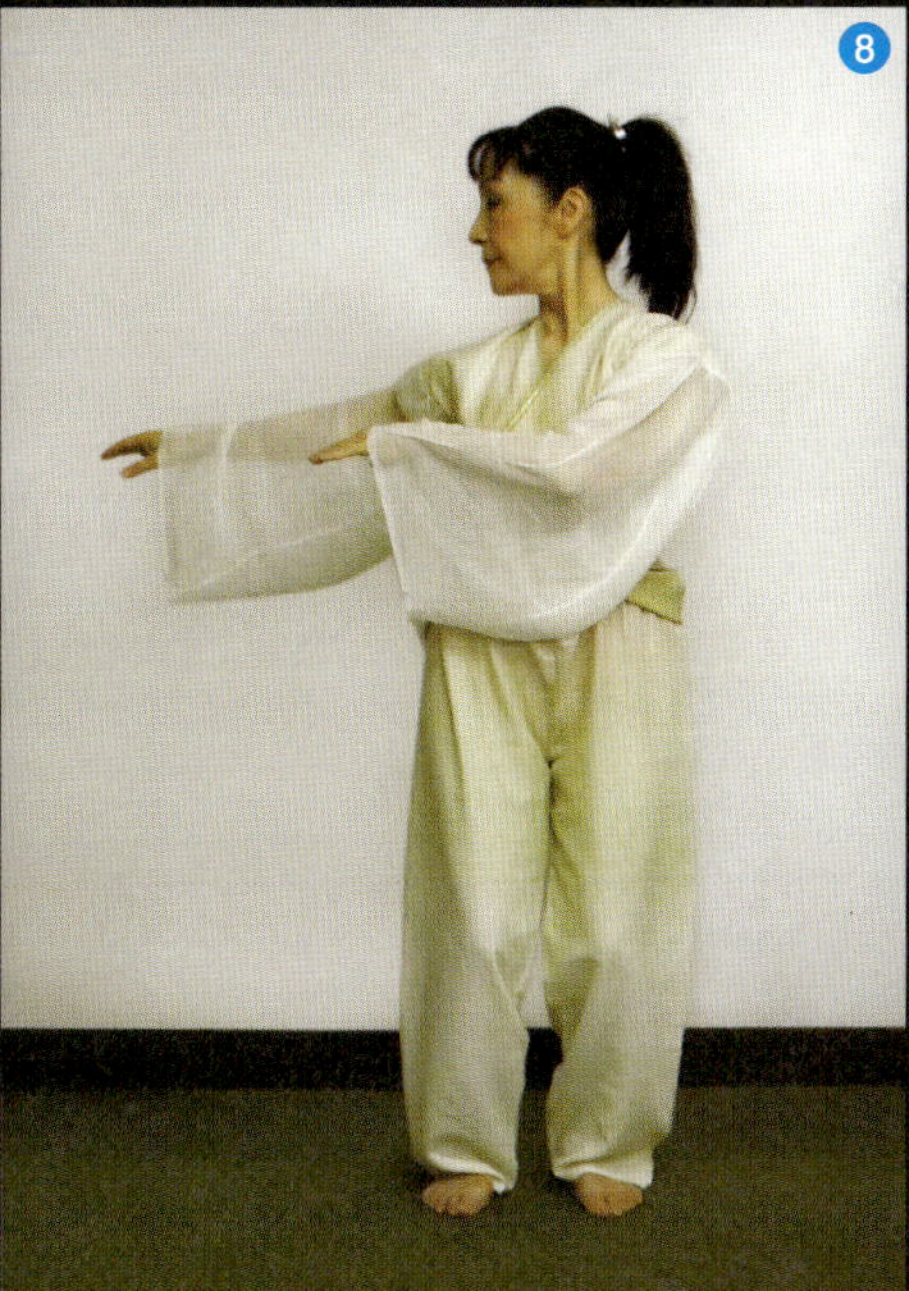

なや…（息つぎ）このとお…

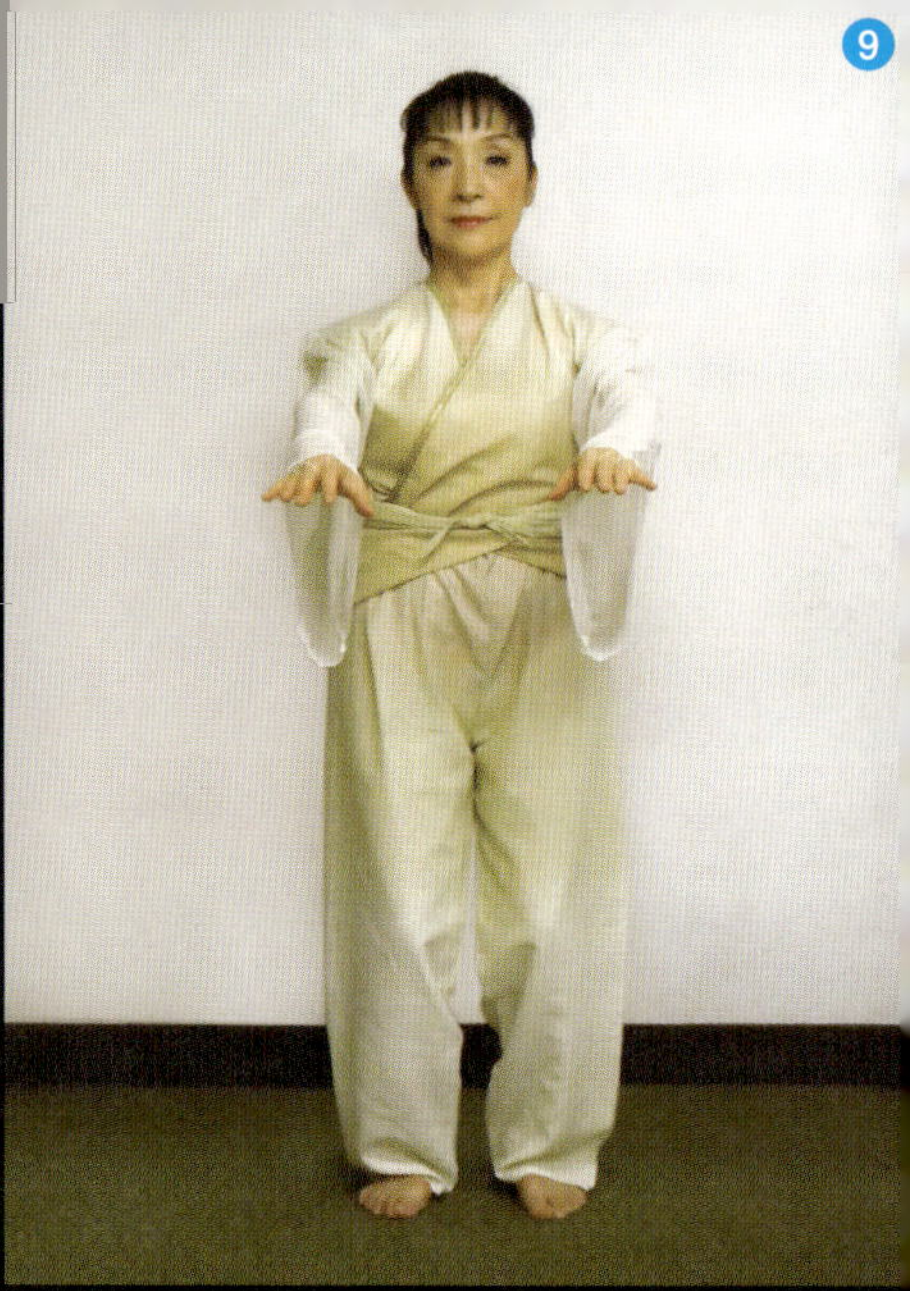
9

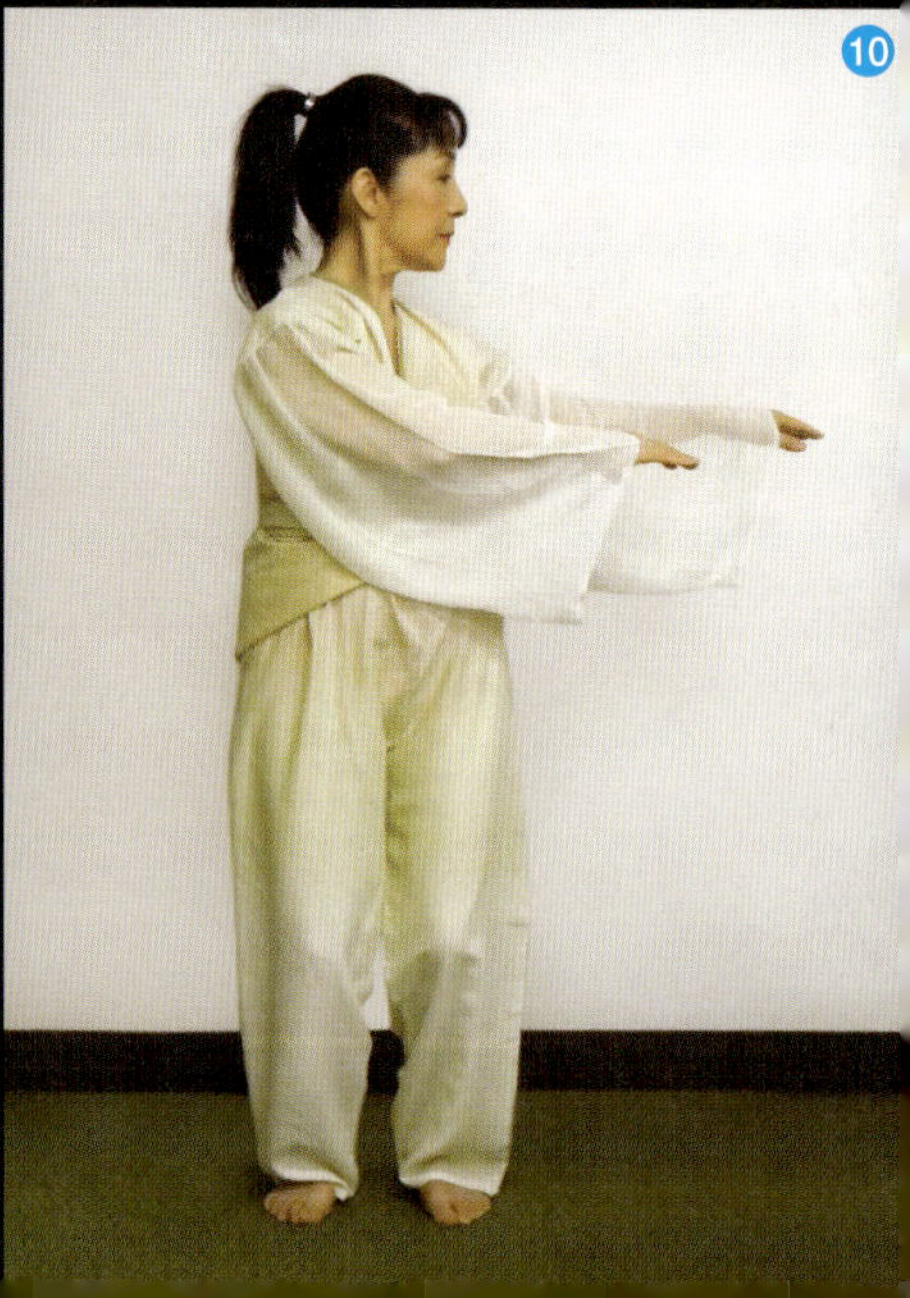
10

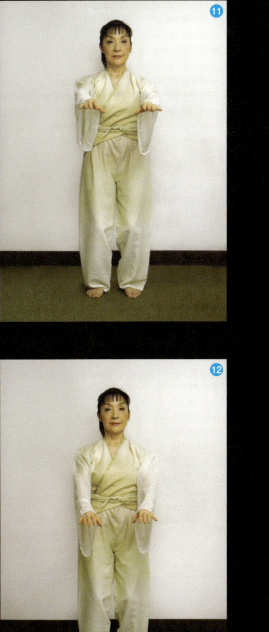

ひふみよ

いむ

13 手の幅を変えずに右へふり返る。
（大海原をイメージする）

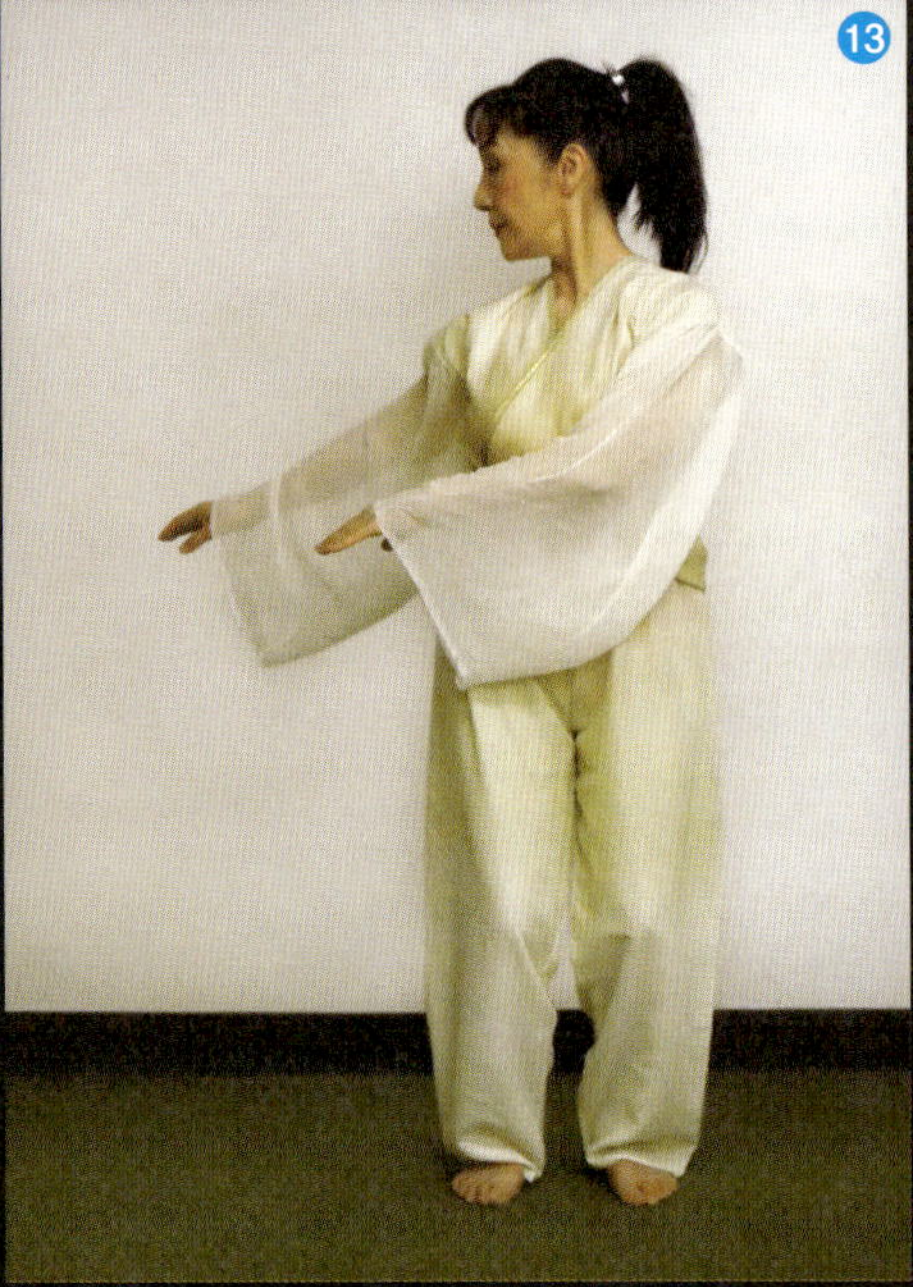

14 両手を戻し

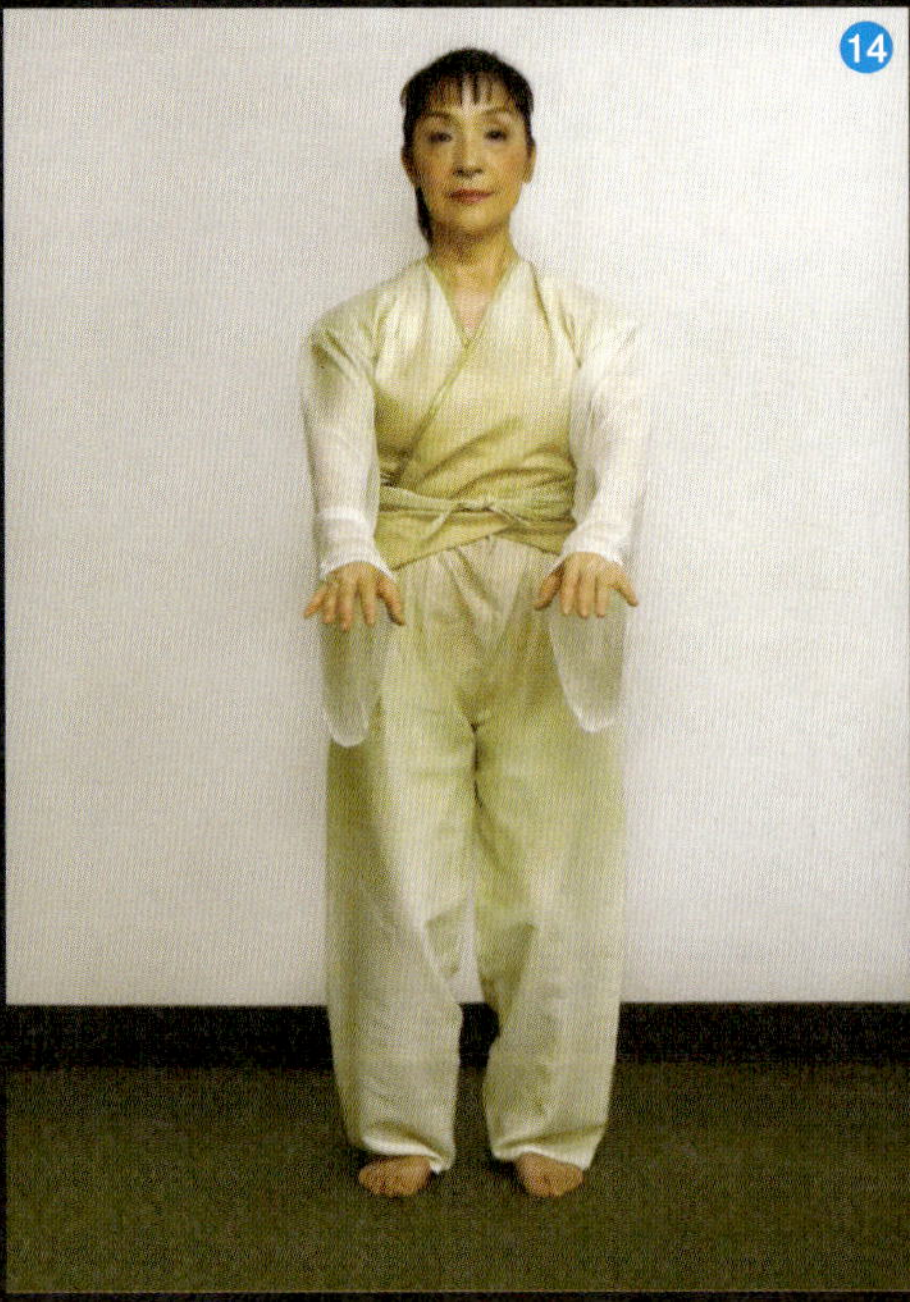

なや…（息つぎ）このとお…

ひふみよ

⑮同じことを左へ。（水は命）

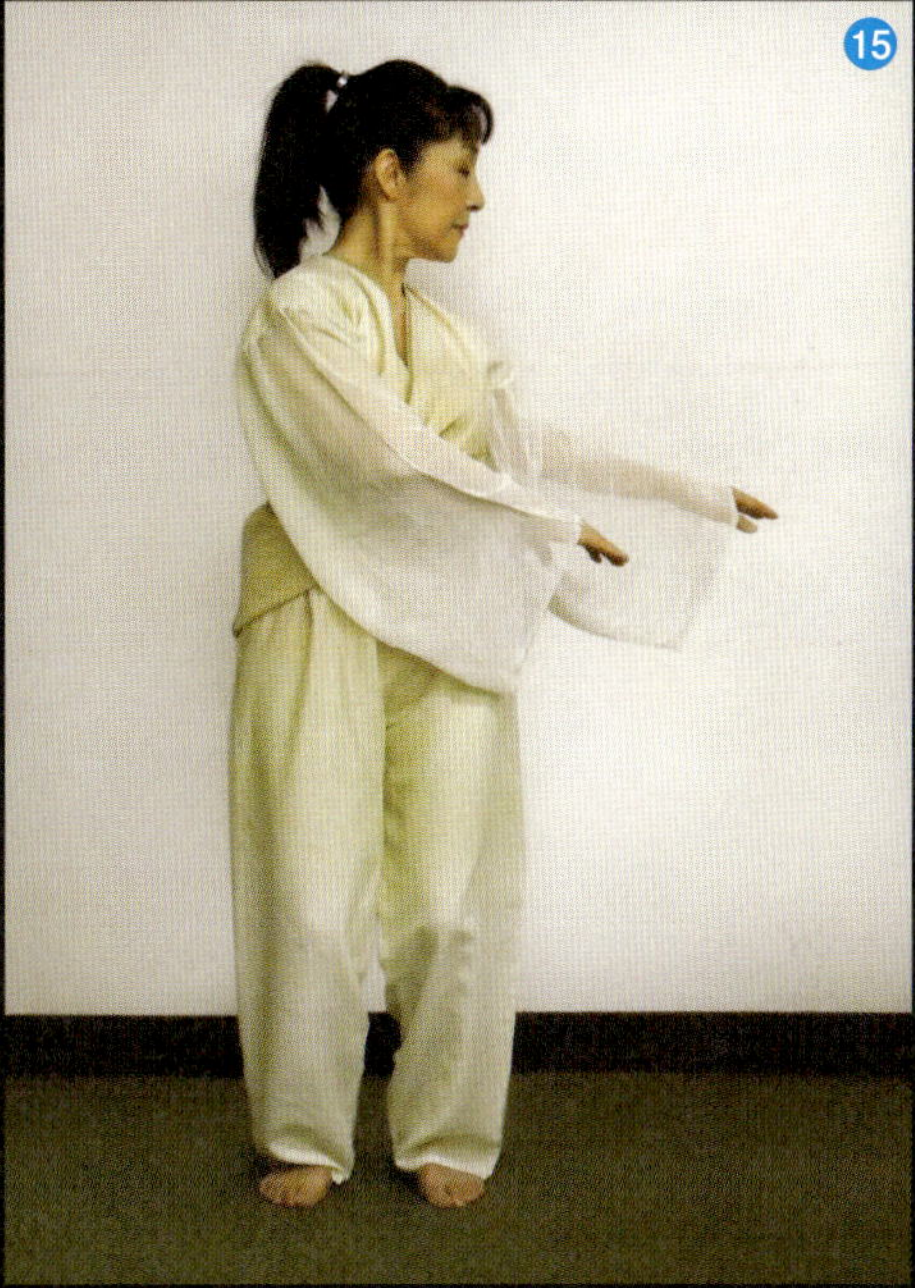

⑯両手を戻し

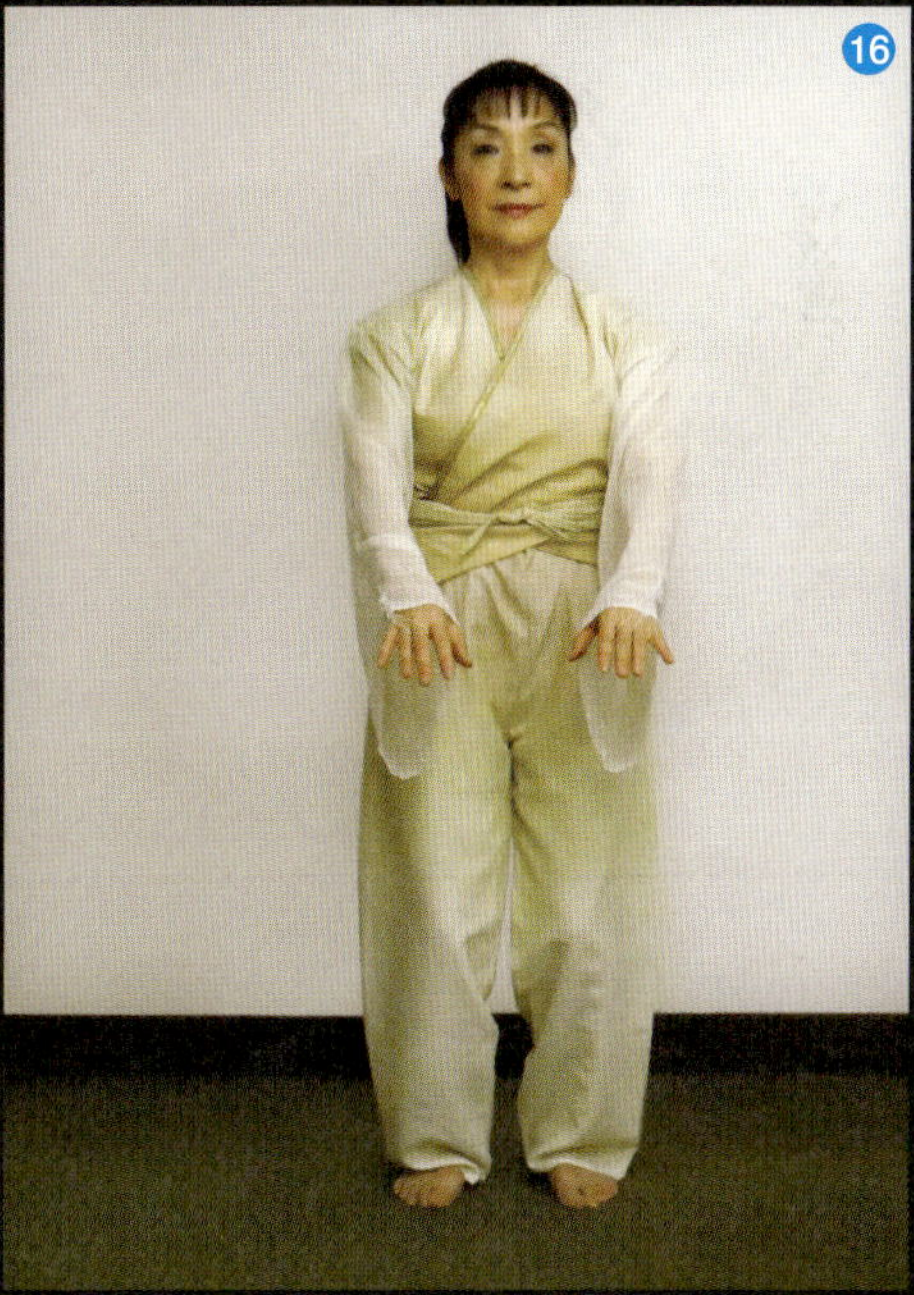

②〜⑯ 軽く膝を曲げたまま行う（スクワット効果）

両手を横へ移動させふり返った時、腰が一緒に動かないように注意する。

いむな

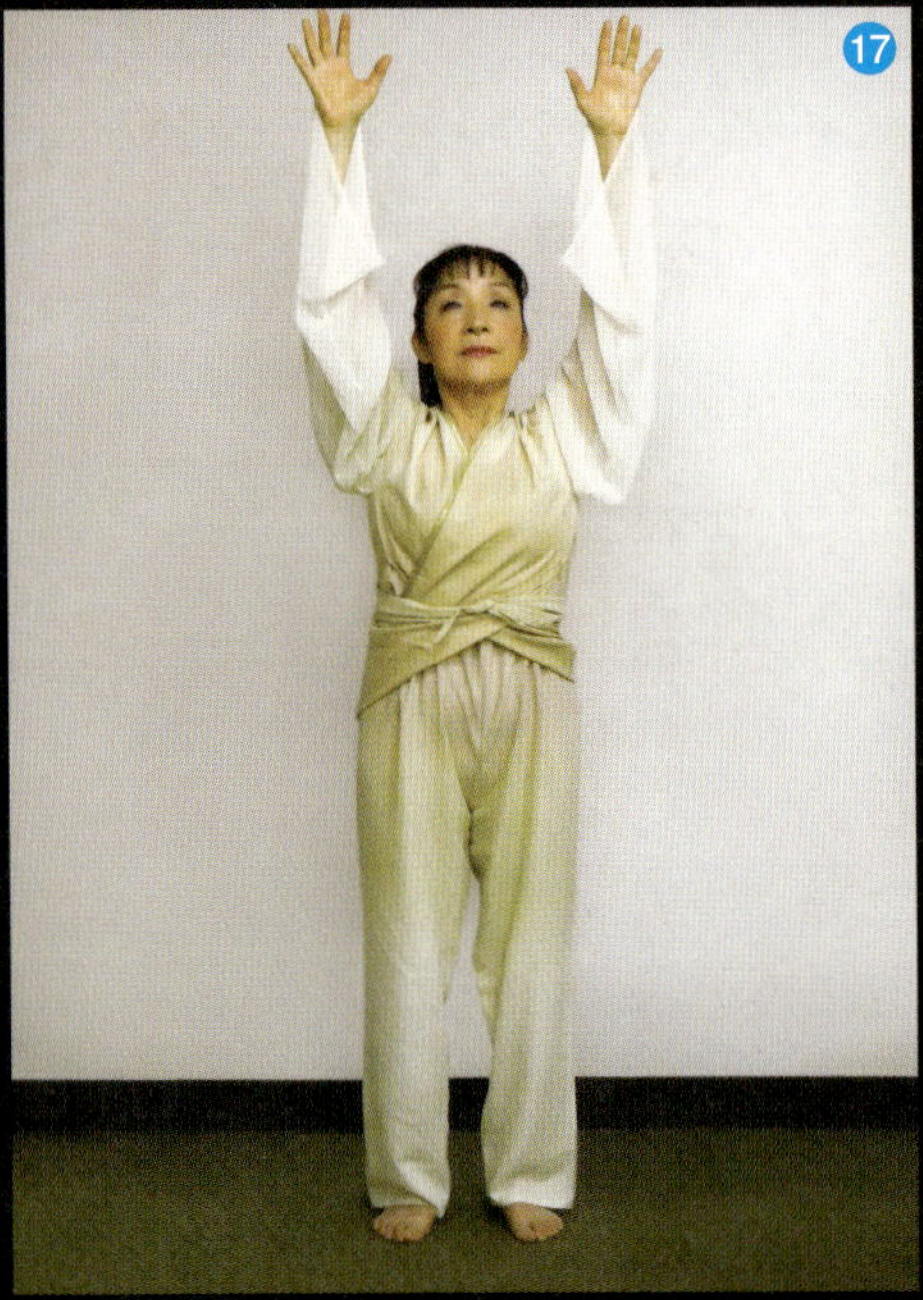

17 そのまま上へあげ、同時に膝も伸ばす。
（天を意識し）

や…（息つぎ）

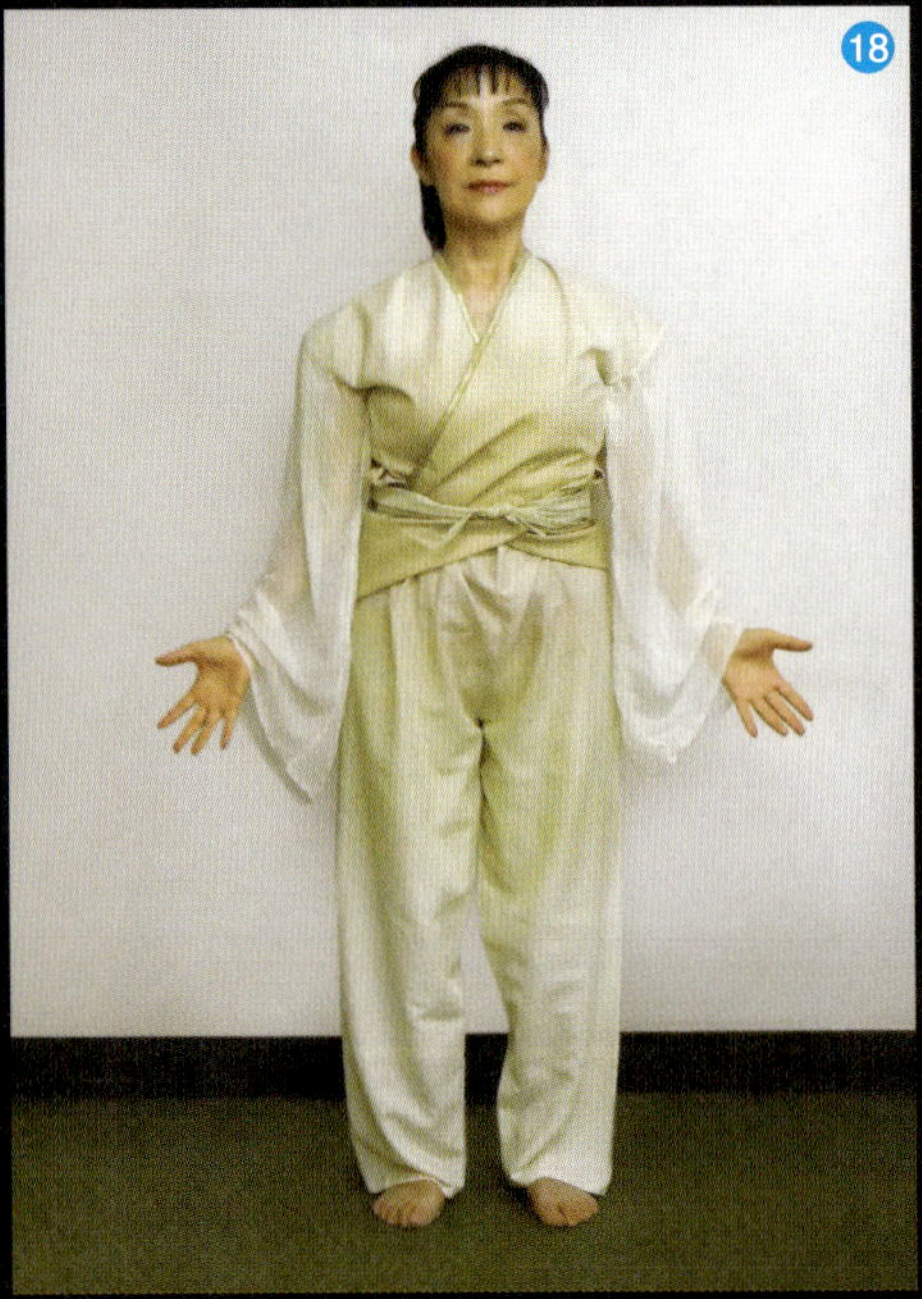

18 両手を横からまわして下ろし
（大地を意識し）

このとお…

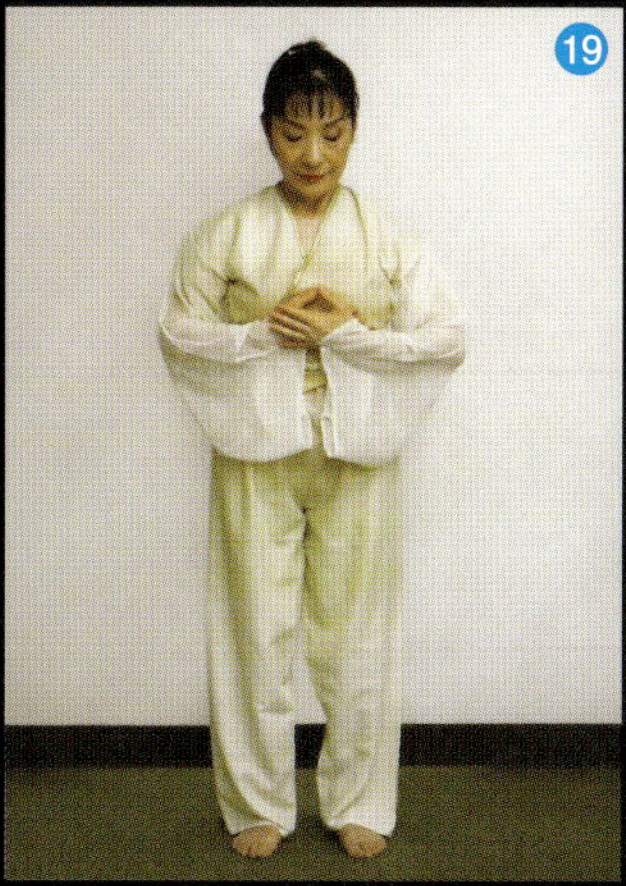

19 両手を胸、みぞおちのあたりに当て目を閉じる。
（溢れる愛と、宇宙と同化した自分を感じて）

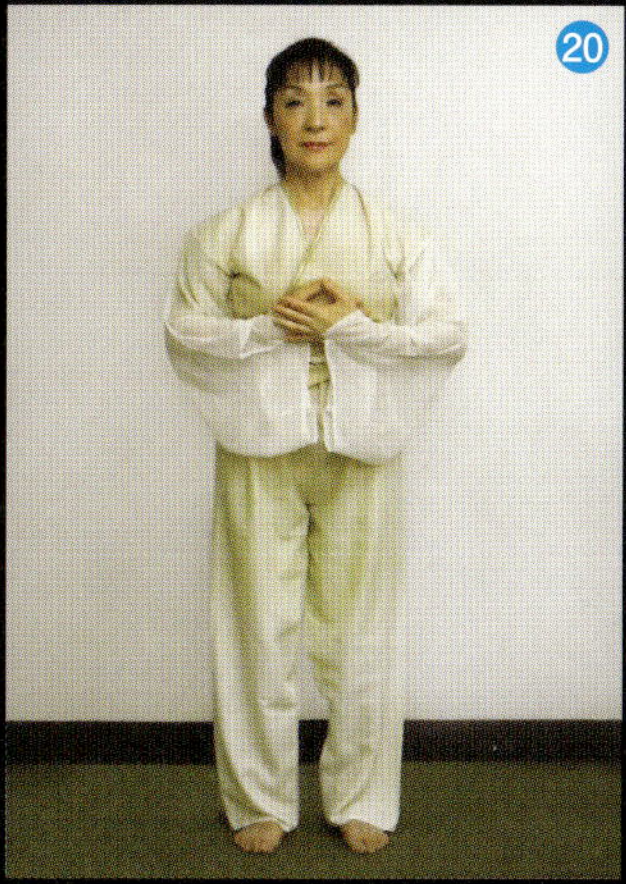

20 そのままで目を開け

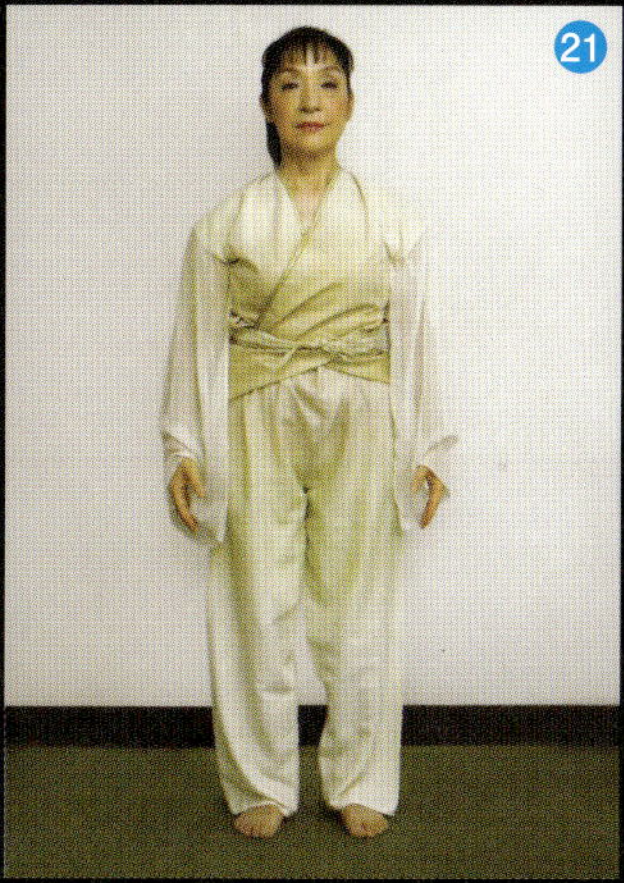

21 ゆっくり手を下ろし、了。

【進め方】

いかがでしたか。

はじめからスムーズにできなくても当然のことですから、がっかりしないでください。動きを身に付けるには、全ての章を同時に覚えていく方法と、各章を一つずつマスターしていく方法があります。ご自分にあったやり方で進めて下さい。（今まで身体を動かすことが少なかった方は、一つずつマスターしていく方法をお勧めします）。そして、毎日繰り返すことで、動きが自然に身についていく自分の変化に気がつくでしょう。

特に「天の章」は、毎朝お日様に向かって行うと、素晴らしい一日の始まりになりますよ。

だれでも、いつでも、どこででも。

日々、「天のひふみ法」で心身を調えてから、お仕事に、勉強に、体操に就くと、既に心身は準備ができているので、集中力が増し、より効果的です。また、大切な人に会う前や、イライラしている時、身体の不調を感じた時などに、「天のひふみ法」をしてみて下さい。表立って動けない時は、動きをイメージしながら、ひふみよ…と心の中で言いながら行い、時間が無い時はスーッと吸って、ゆっくり穏やかな息を吐くだけでもリラックスできます。電車の中、ホテルのロビー、玄関の前など、どこででもできますね。

イメージ（想像）することは人の持っている特別な力です。どのような状況にあっても、イメージすることで別の世界に居る自分、未来の自分を描くことができますし、人の想いを理解することが可能になり、また現状を受容したり、打破したりするきっかけにもなり得ます。

一日に一回は想像の翼を広げ、好きな所に行ったり、大きな世界に羽ばたいてみたり、また〝いいなあ〟と心が喜ぶものを身の回りに発見してみましょう。

幸せの基の種は、いたるところに存在します！

あらゆるもの全て、呼吸が本源です。

生存は勿論、人としてのあらゆる場面で、呼吸が源です。恋をしている時や憧れに身を焦がしている時、呼吸の中心は胸元高く、吸う息の方が多くなっています(それが過ぎると失神してしまいますが)。反対にがっかりしたり、食欲がわかない時は、呼吸の中心はぐっと下がって、大きなため息が出ますね。また不安や心配ごとがある時は、胃の周りを息がぐるぐる回って滞っている感じです。ことほど左様に呼吸は千差万別、変幻自在です。

【運動の時】

背中を後ろに反らす、膝の後ろやアキレス腱を伸ばすなど、主な運動をする時は、必ず息を吐きながら行って下さい。例えば背中を後ろに反らす時、痛くとも、息を吐きながら行えば身体を痛めることはありません(息を止めて一生懸命するのは逆効果です)。

【吸うのと吐くのは大違い】

例えば、両手を上に上げていく時、吸いながら上げるのと、吐きながら上げていくのでは大きな違いがあります。試しにしてみて下さい。吸いながら上げていくのは楽で、吐きながらだと抵抗がありますね。軽やかな表現をしたい時は吸いながら、身体に負荷をかけたい時は吐きながら行うと目的に沿うことになります(腹筋運動の時、いつもと逆の呼吸で試してみて下さい)。

【準備が大切】

きちんと効果的な呼吸の為には準備が大切です。特に舞踊など表現の分野では、この呼吸次第でその踊りや作品が全く別物になります。息をどのように吐きながら表現するか、その強弱、速度、あしらい方、質などが重要な要素になります。そしてそのためには、それに見合った息を充分に吸って、準備することが何より大切なことです。いくら想いに溢れていても、息が続かないのではどうしようもありませんから。

【観察する楽しさ】

指揮者がオーケストラを前に、その指揮棒を振りおろす時。フイギアの選手がリンクの上で演技に入る前。天高く輝く月を見ながら遠くに居る大切な人を想う時。かぐわしい花の香りが、どこからか漂ってくる時。いたいけな赤ちゃんの笑顔に出会った時。待ち合わせに相手がなかなか現れない時…あなたはどんな呼吸をしているでしょう。日々周りにあるものに関心を持ち、

興味を持って観察することで、物事を見る力が養われていきます。そしてそのことから変化していく自分も観察してみましょう。

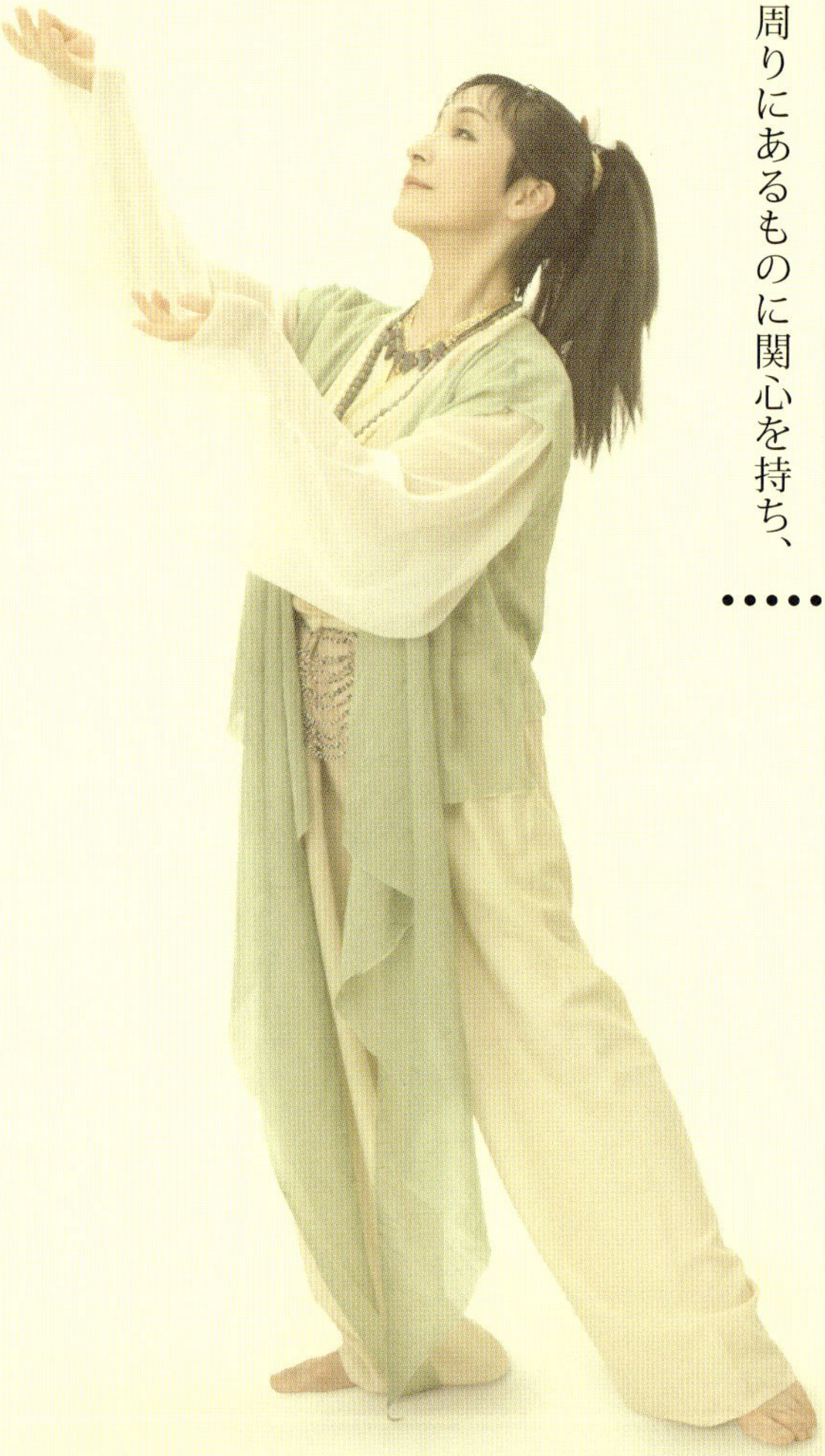

一期一会

「一期一会」という言葉がありますが、もとは呼吸の事を言ったようです。今吸った息(吐いた息)は、既に過去のもの。今吸っている息(吐いている息)のひとつ一つを、一期一会といったそうです。今を生きるとは、〈自分の呼吸を意識する〉こと、ひいては〈今、自分のしていることを意識する〉ことのようです。

日常のフトした中で、自分の呼吸や、している事を意識してみると…「ああ、私は今、生きている！」そう実感するはずです。

知識を一杯持っていても、手に入らないもの。それは健康です。水のある場所に馬を連れて行っても、その水を飲むのは馬にしかできないのと同様に、自分自身しか自分を健康にすることはできません。自らの意志力と自らの行為が、健康を作り出すものだと思います。病気でもない限り、医師も看護師も栄養士も、何もしてくれません。重ねていいます。健康は自分自身の意志と行動からなのです。毎日深呼吸をしてみましょう。それが自分を大切にする第一歩だと思います。健康でいきいき生きるのは、自分次第です！

そして、未来を担い、未来をつくりだす子どもたちに、是非この呼吸法を習慣にしてもらえたらと思います。習慣が人を形成していきます。ゲームやパソコンの前に、まず姿勢を正し、正しい呼吸法を身に付けて、楽しい日常を送って欲しく思います。

あなたが生き甲斐や、やり甲斐のある事を見つけ、精一杯、今を生き、いとおしく思えるような日々でありますように。

折々の舞い姿

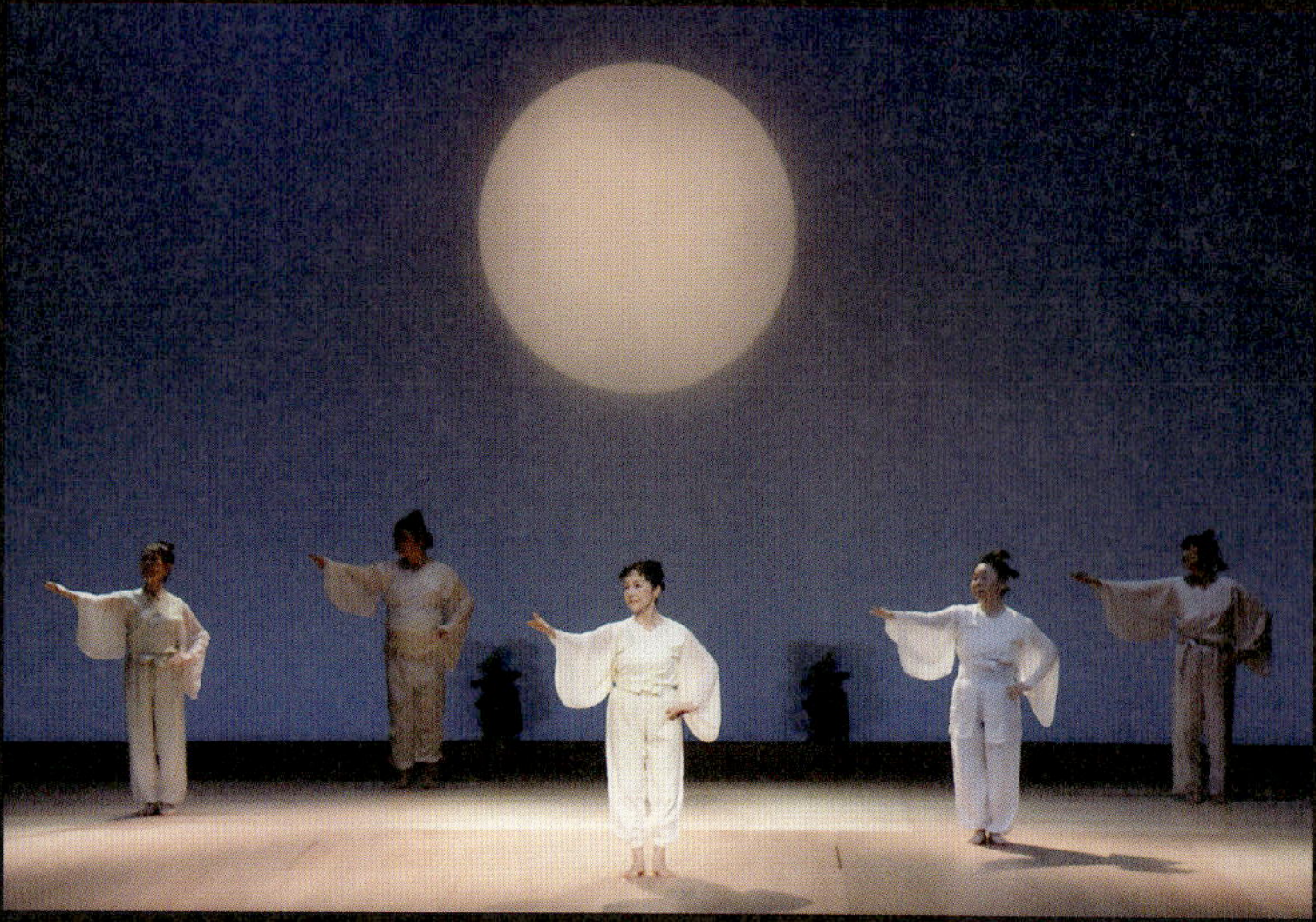

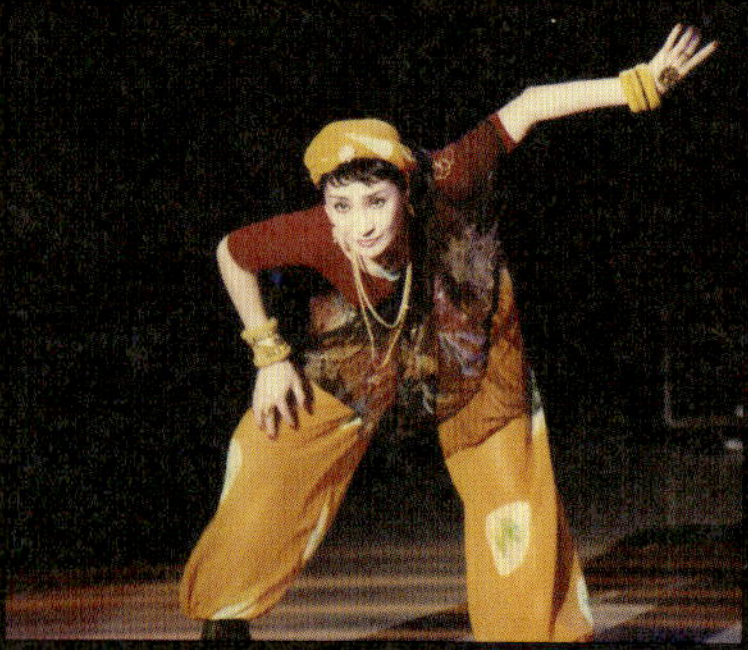

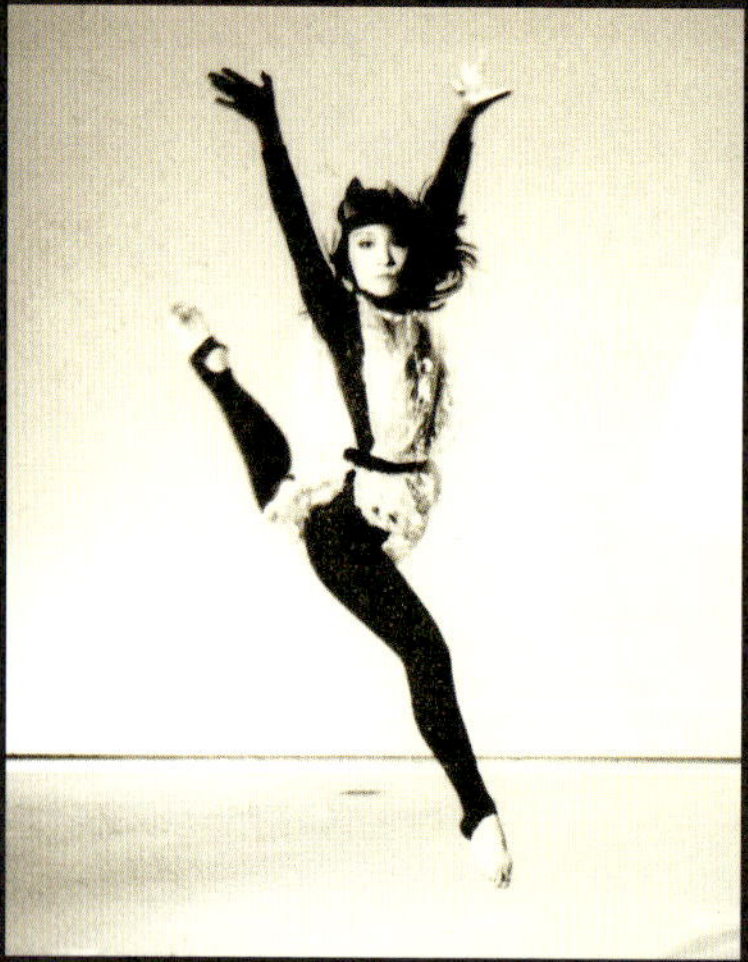

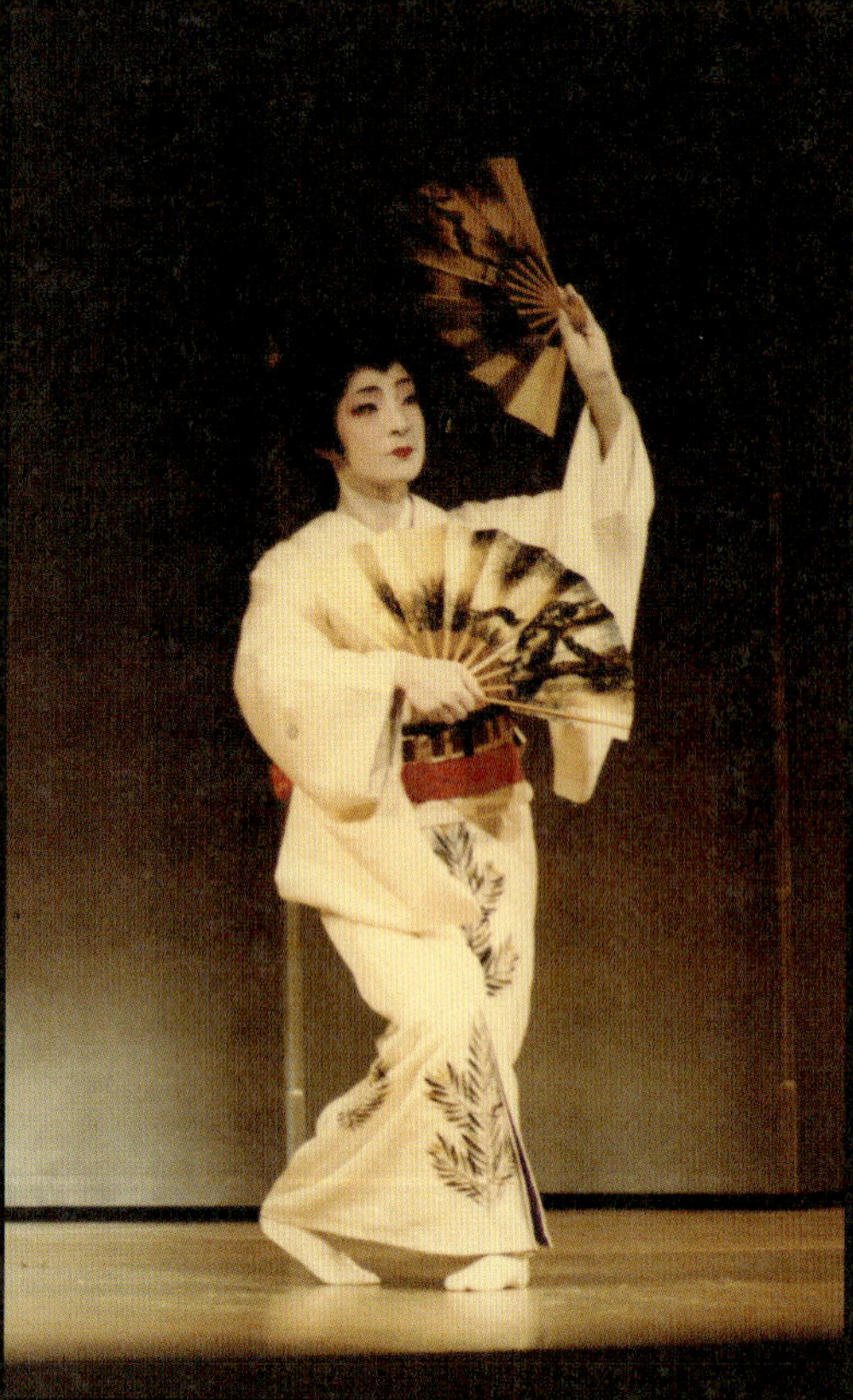

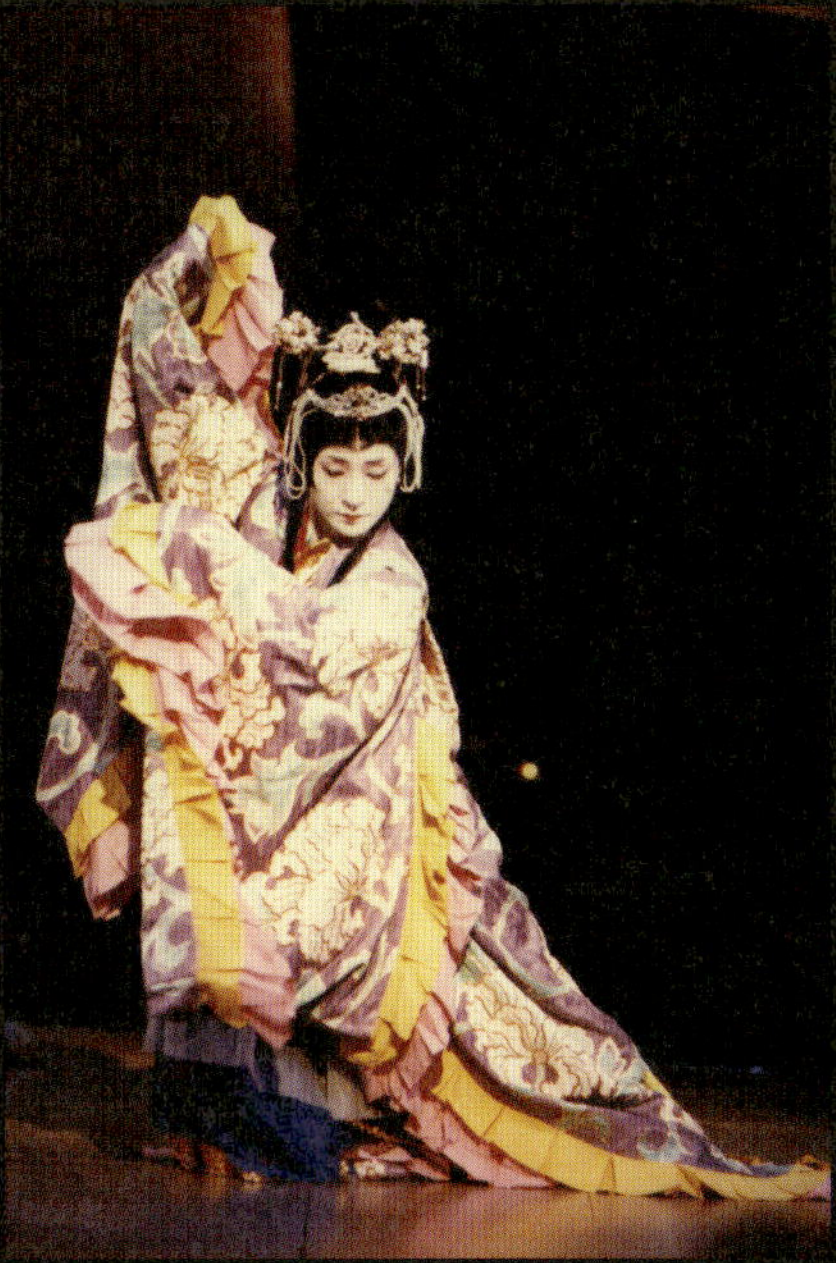
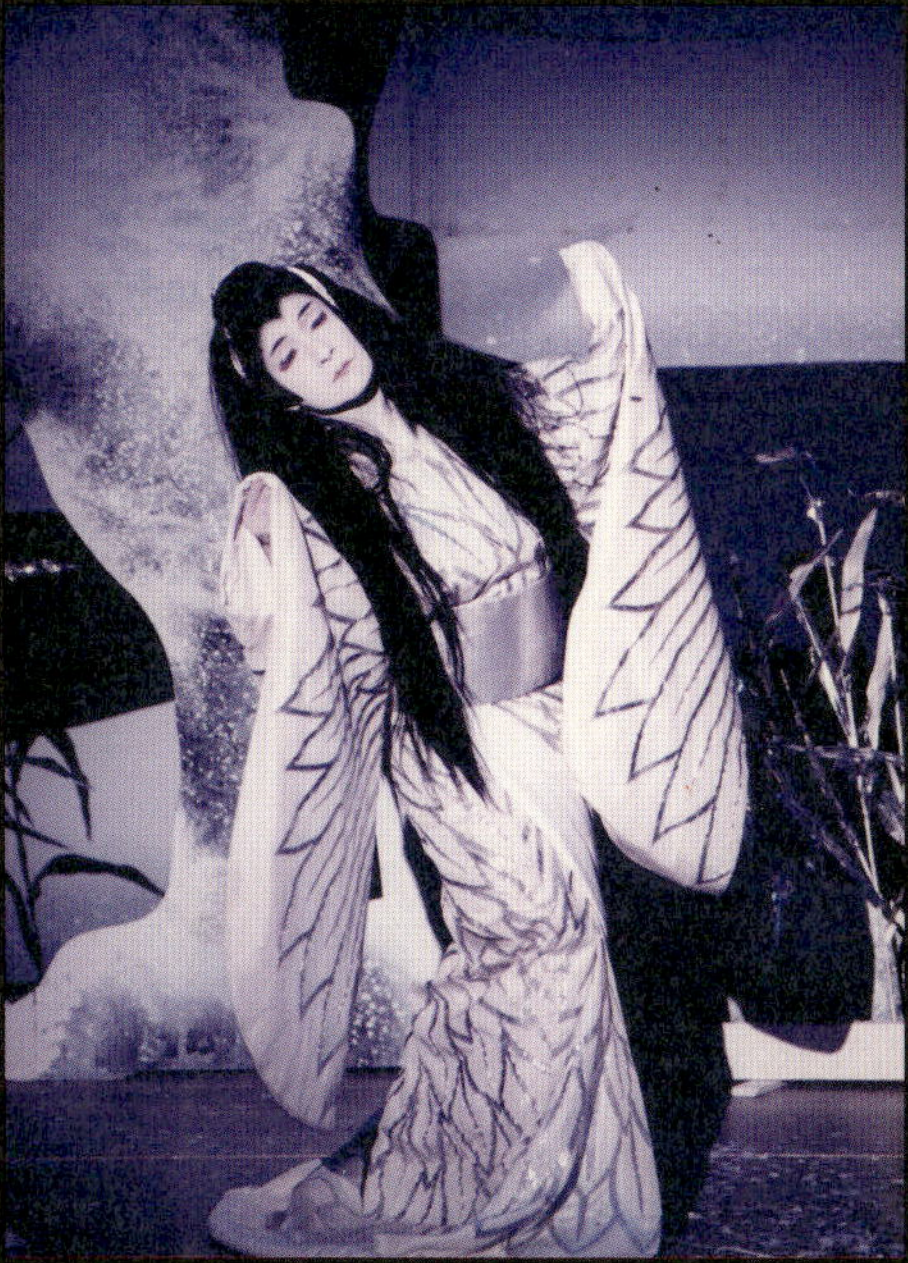
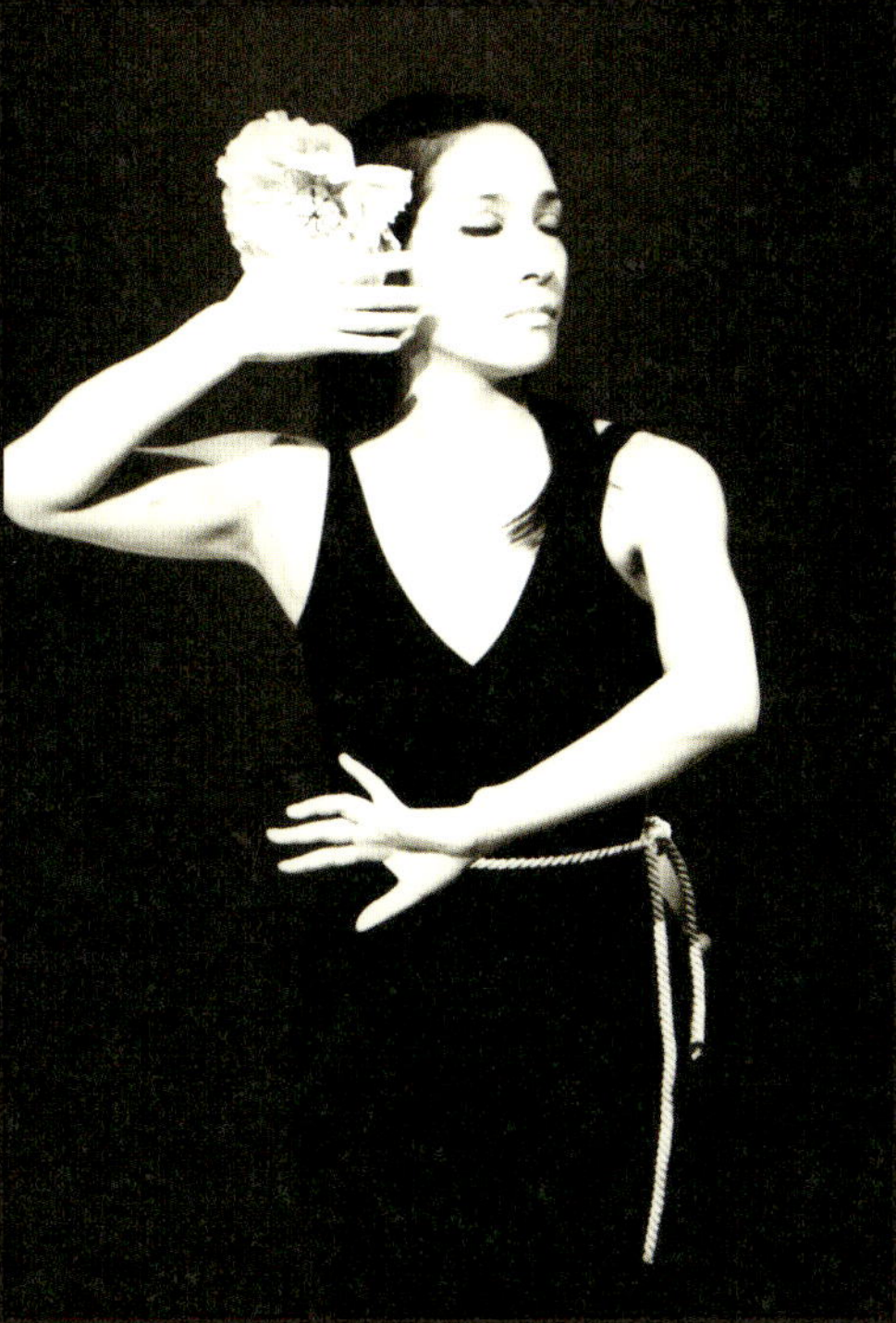
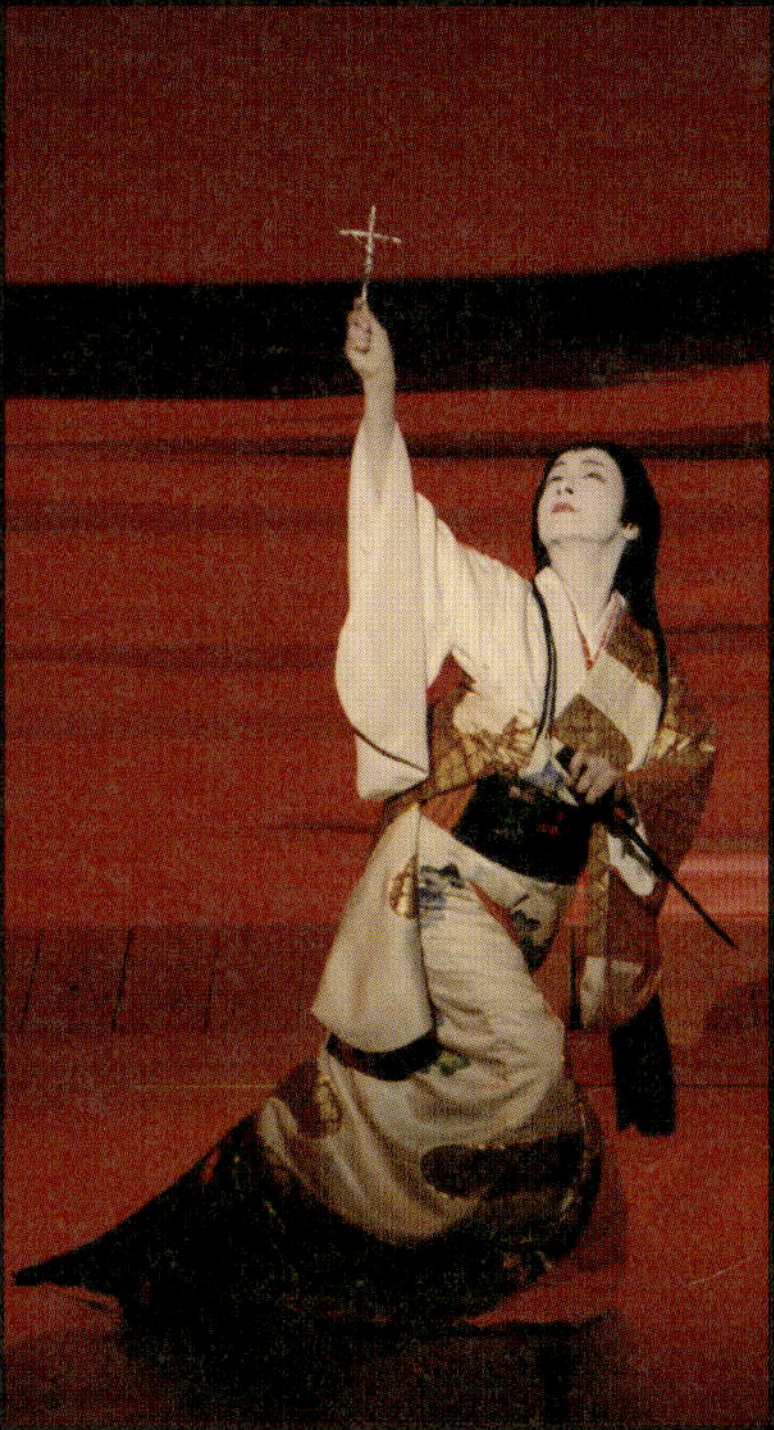

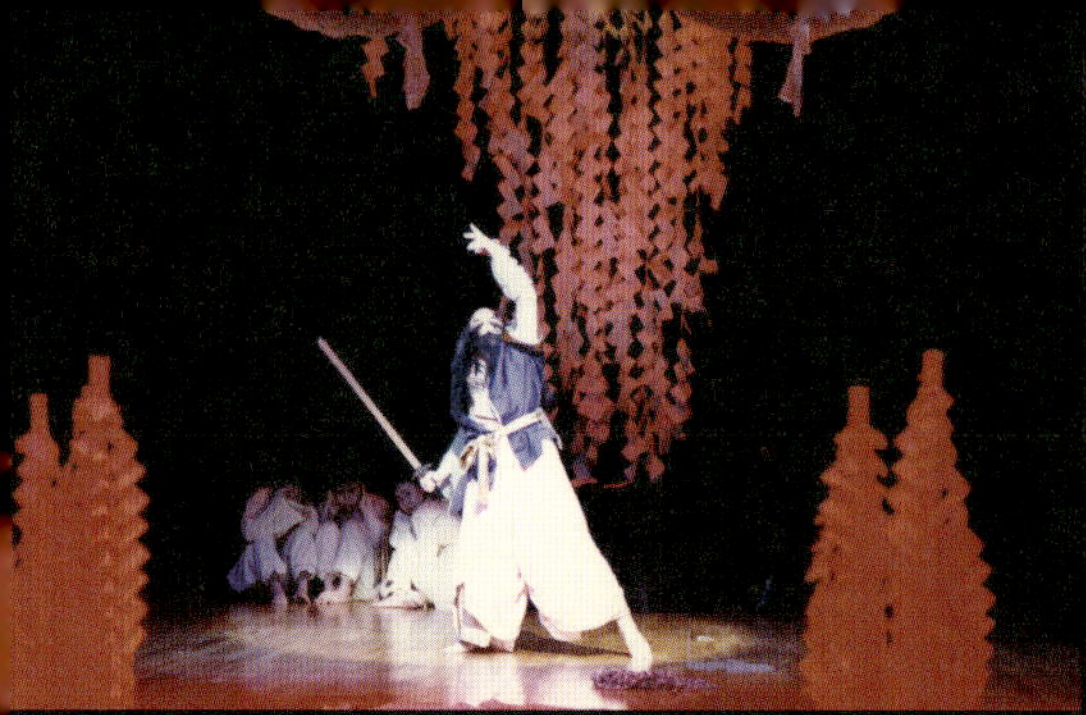
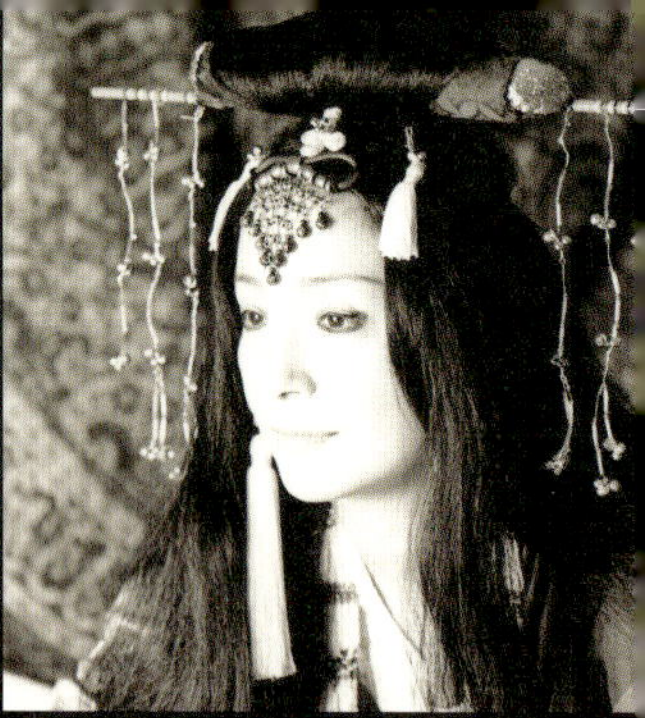
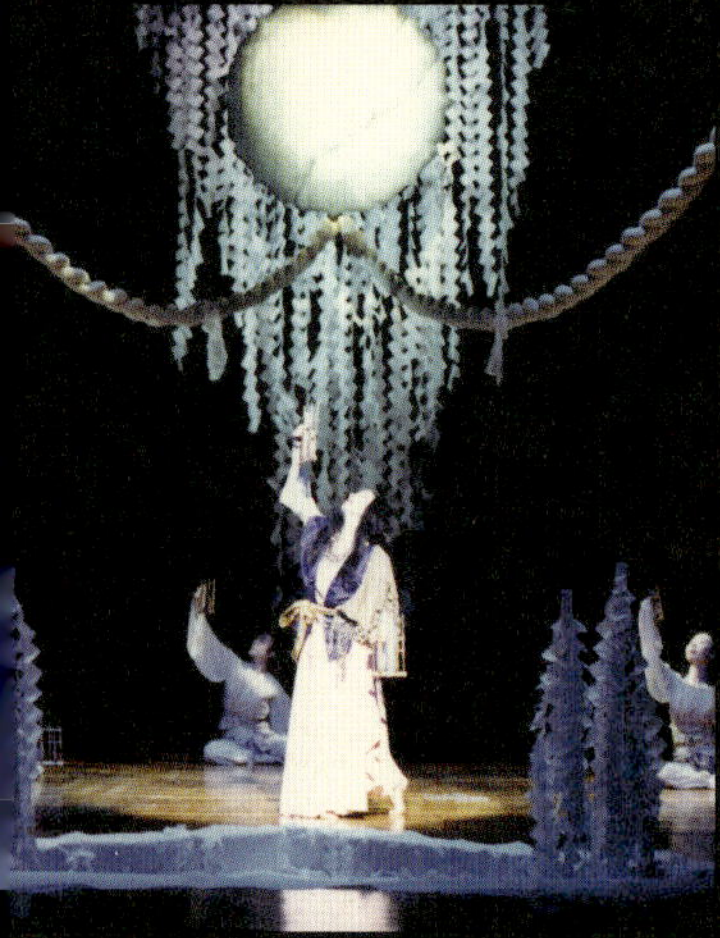
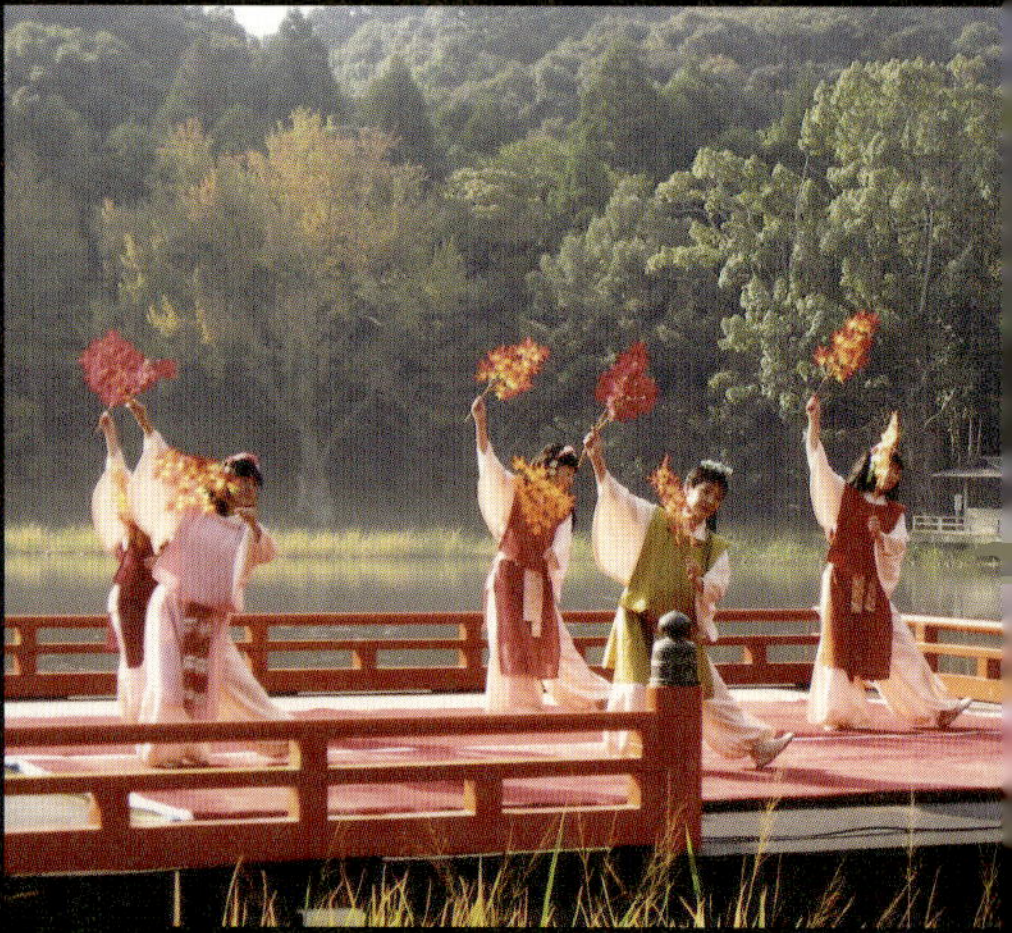
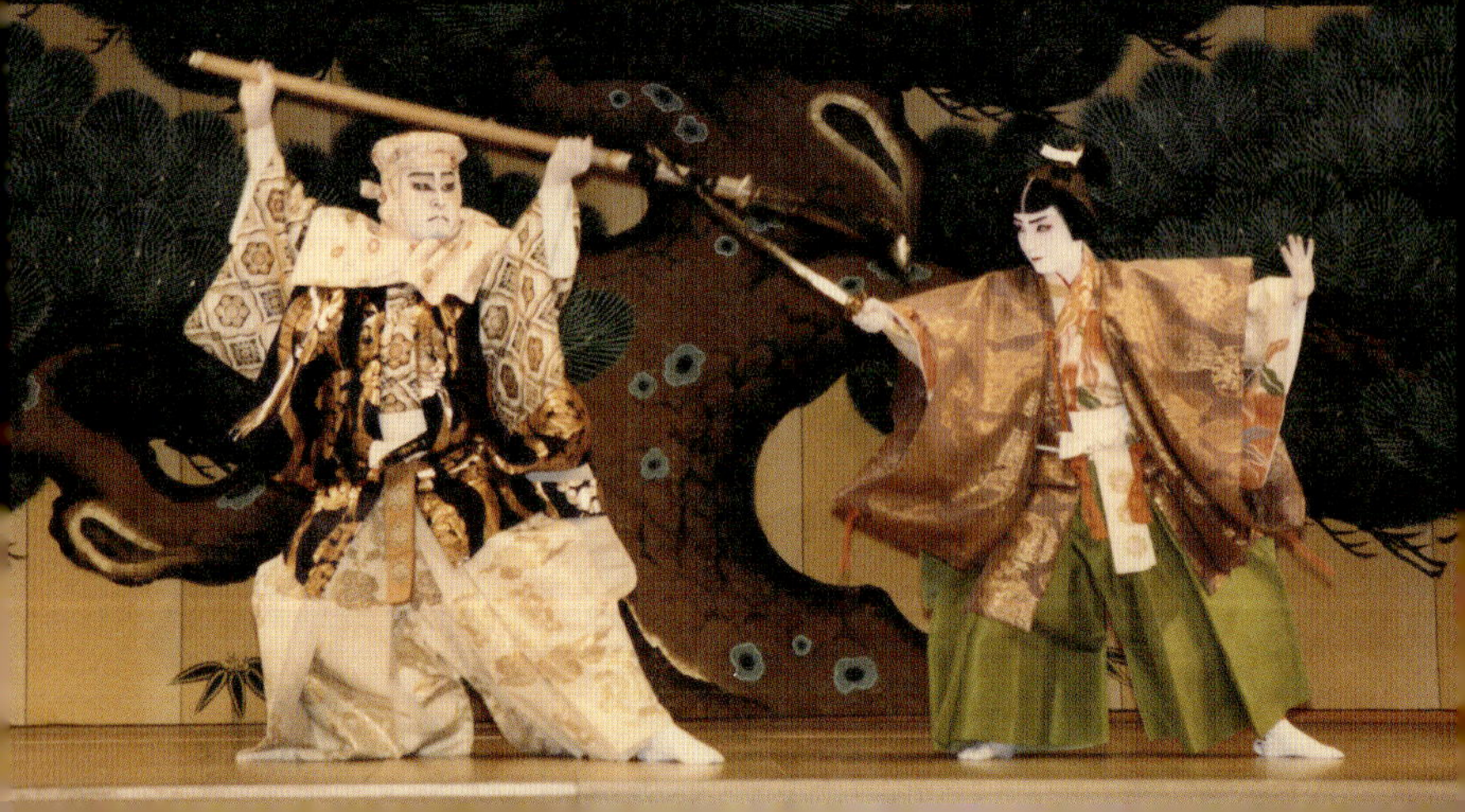

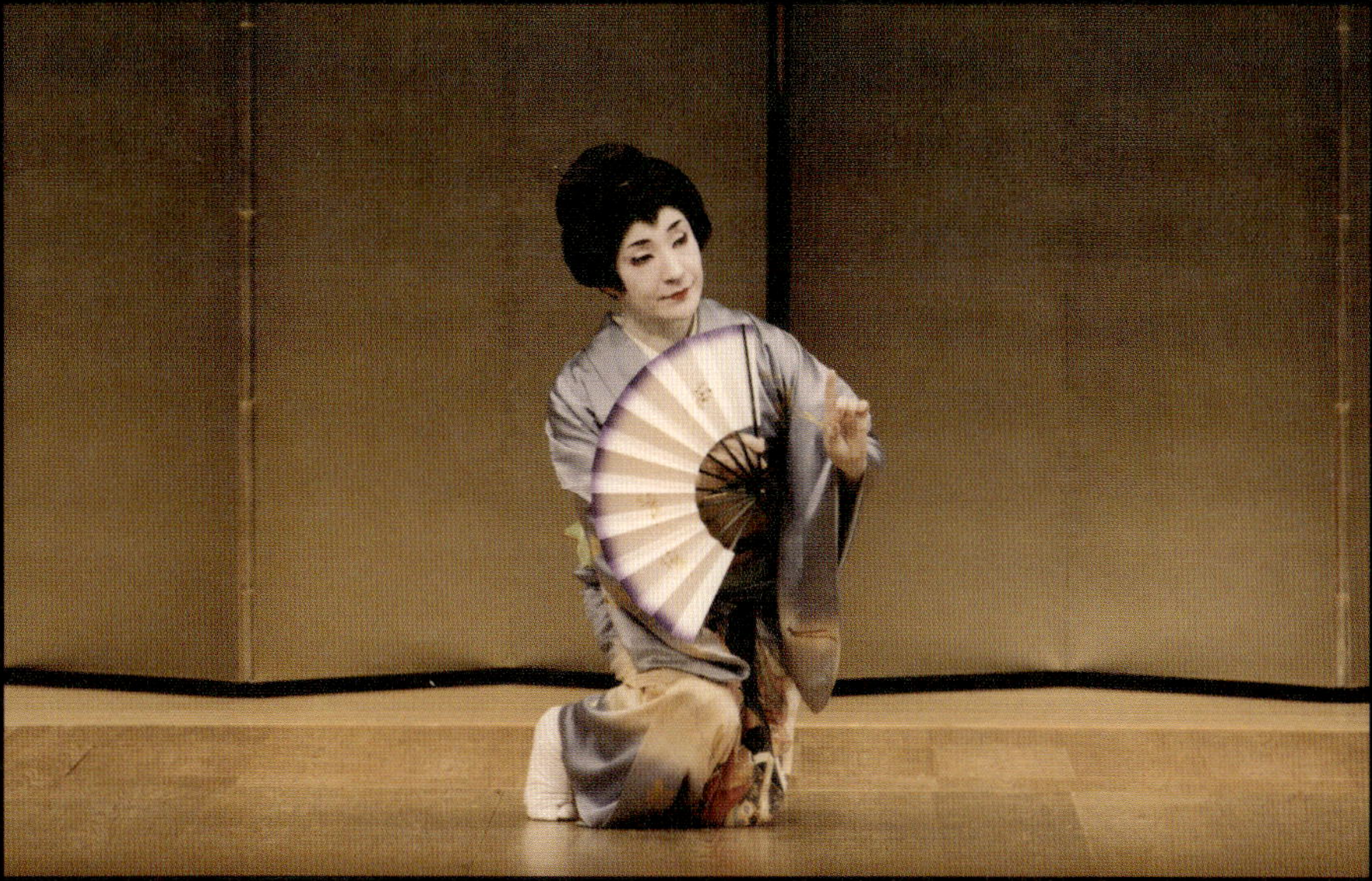

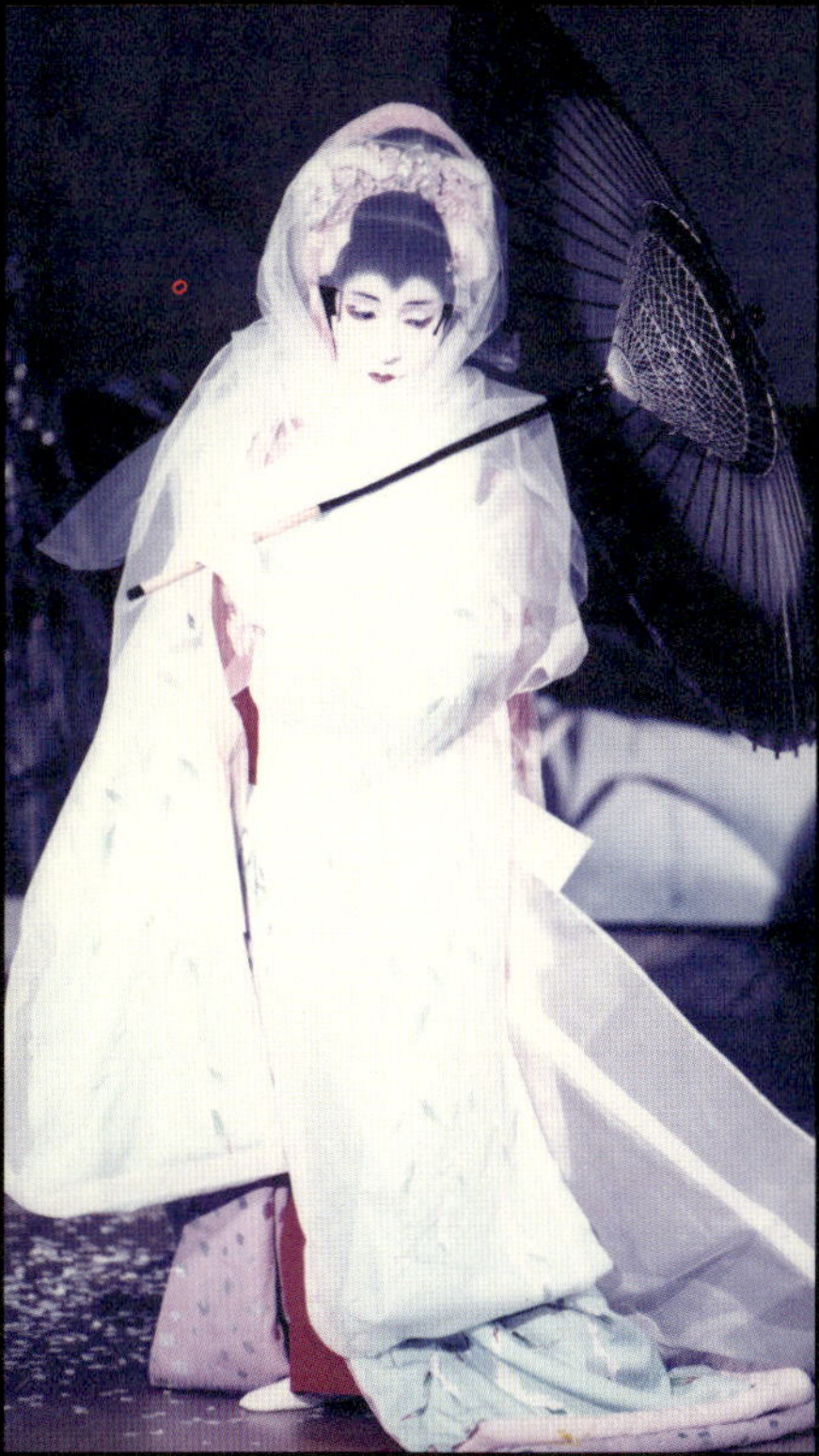

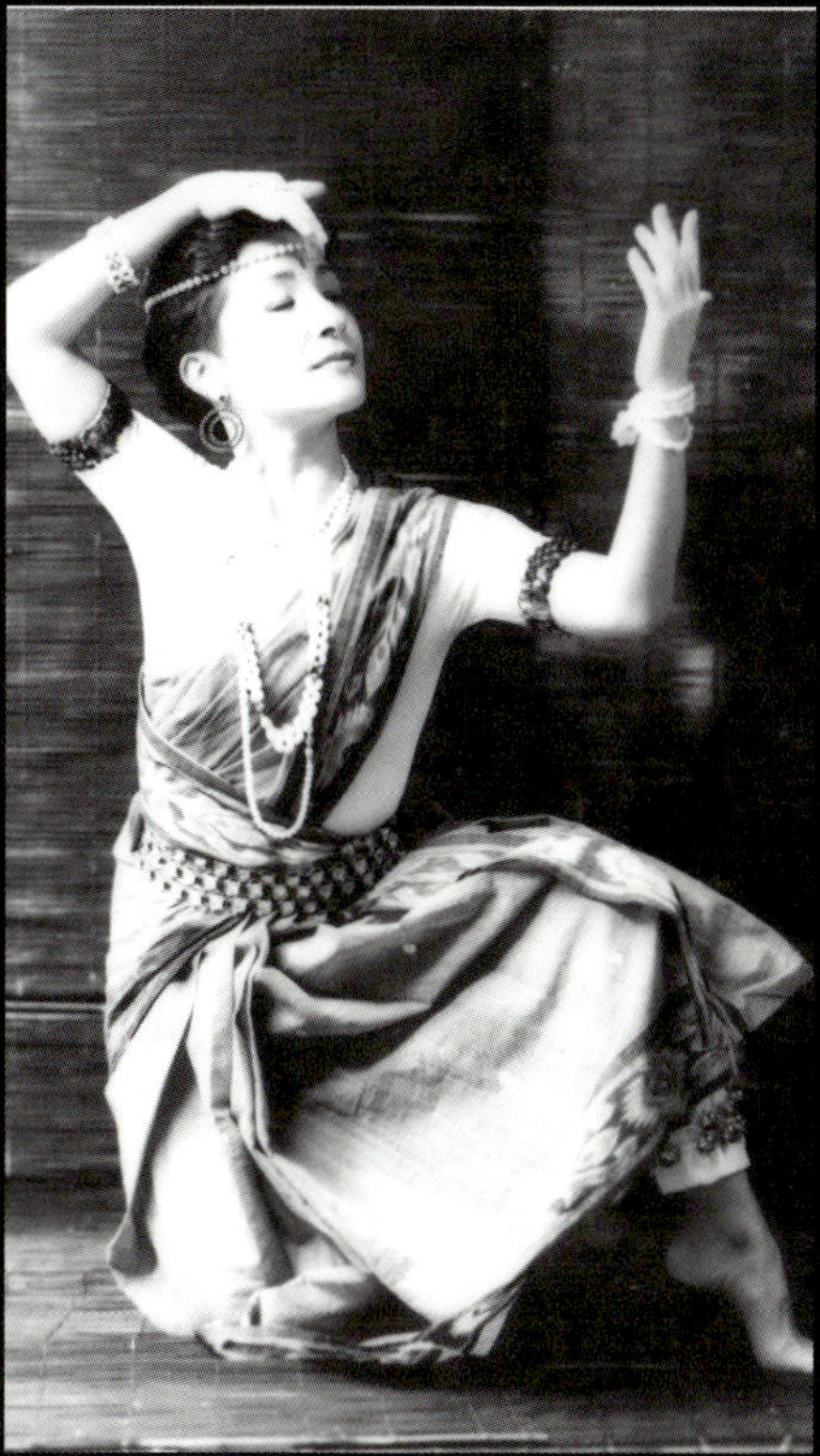

プロフィール

坂東《ばんどう》　遥《はるか》

（志賀次派坂東流家元　四世坂東志賀次《ばんどうしがじ》）
月花麗人社代表。舞踊家。振付家。

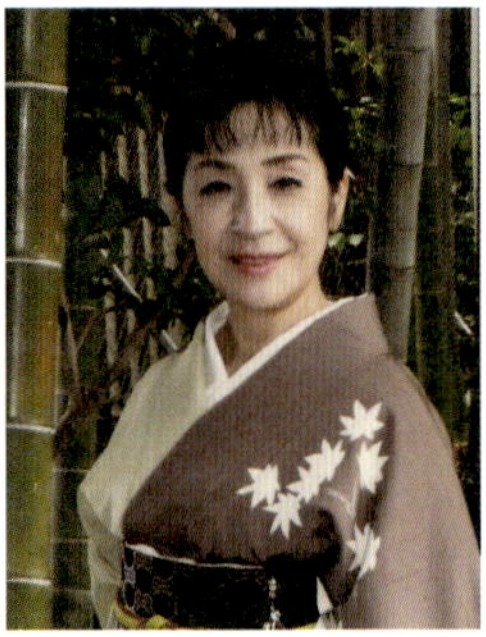

1949年　愛媛県宇和島市に生まれる。
1955年　日本舞踊（東流）を始める。
1958年　日本舞踊を坂東三津次（三世志賀次）に師事。
1958年　バレエ（高田せい子・山田五郎舞踊研究所）に通う（11歳まで）。
1965年　東京新聞主催　舞踊コンクールに「ハンガリア舞曲」で入賞。
1970年　日本舞踊の名取となり、清本「かさね」で名披露目。
1971年　ジャズダンスを始める。
　　　　桐朋学園大学演劇専攻科卒業。
　　　　安部公房作・演出「ガイドブック」にて女優 条 文子（じょうあやこ）として活動を開始。
1973年　安部公房氏主宰「安部公房スタジオ」発足。主演女優として活躍。
1974年　NHKラジオドラマ「女優志願」にて芸術祭優秀賞受賞。
1975年　NHKラジオドラマ「ドアの向こう」にて前島密賞受賞
1976年　安部公房スタジオを離れ、舞踊家の道を選ぶ。
1977年　条文子（後に條文子と改名）・坂東三津菊舞踊研究所を開く。
1978年　三世志賀次の養女となる。
1979年　アメリカ各地での安部公房スタジオ公演「仔象は死んだ（イメージの展覧会）」に出演。
　　　　ニューヨーク・タイムズ、デイリー・ニューズ、シカゴポスト各紙でその演技を高く評価される。
　　　　帰国後の再演に出演。（渋谷・西武劇場）
　　　　ジャズダンス公演活動をスタート。
1980年　ジャズダンス公演「WOMEN IN THE MOON 月に住む女たち」（目黒公会堂）
　　　　以後、毎年発表（ヤクルトホール）2001年年まで続く。
1981年　ジャズダンスの本「JAZZ DANCE」を出版し、横浜、高崎、浦和、藤沢とジャズダンスのクラスを展開させる。

1982年　「WOMEN IN THE MOON Part Ⅱ ジュディとダン」公演。

1983年　「WOMEN IN THE MOON Part Ⅲ 月と太陽の物語」公演。
日本舞踊の可能性を求め、京極流箏曲・アイリッシュハープとのジョイント公演「初夏草心抄」、筑前琵琶（上原まり）とのジョイント公演（京都南禅寺）「扇の的」と活動を展開。

1984年　「WOMEN IN THE MOON Part Ⅳ 100万回生きたネコ」公演。

1985年　「WOMEN IN THE MOON Part Ⅴ おとぎ話・虹伝説」公演。
坂東三津菊のパフォーマンス　花軍（はないくさ）シリーズ第一弾「初夏の花軍」（国立小劇場）を公演。

1986年　第二弾「華と雪」（三越劇場）を公演。
「WOMEN IN THE MOON Par Ⅵ ザ・かぐや姫」公演。

1987年　第三弾「ザ・ガラシャ」（国立劇場）を公演。
同年秋、NY　ラ・ママ劇場にて「ザ・ガラシャ」公演（5回）。日本舞踊の所作が、西洋音楽に埋没することなく主体性ある日本文化を表現したとニューヨーク・タイムズ紙に絶賛される。またコロンビア大学にて清本「傀儡師」を披露。
「WOMEN IN THE MOON Part Ⅶ ウインターフェスティヴァル」公演。

1988年　第四弾「玉手箱」（国立劇場）を公演。
三越・日本橋本店主催「和の月間」にて三津菊のパフォーマンス　「お・ど・り」公演。
「WOMEN IN THE MOON Part Ⅷ ウインターフェスティヴァルⅡ」公演。
インド舞踊を習う。

1989年　古典を現代に生かす道を求め、「月花麗人社」を創設。
「月下」（青山円形劇場）を公演し、月下シリーズを始める。
「WOMEN IN THE MOON Part Ⅸ ハロウインパーティ・月下スペシャル」公演。
三越・日本橋本店主催「條文子の華と袖　着物パフォーマンス」公演。

1990年　「月下」第弐章（草月ホール）公演。
「WOMEN IN THE MOON Part Ⅹ 10周年記念パーティ」公演。

1991年　「月下」第参章（草月ホール）公演。
「WOMEN IN THE MOON Part11 ばら色の森」公演。

1992年　志賀次派坂東流の家元継承。
第一回日本舞踊「はるか舞の会」（三越劇場）開催。

「WOMEN IN THE MOON Part12 マッチ売りの少女」公演。
1993年　「月下」第四章（草月ホール）公演。
第二回「はるか舞の会」（青山・鉄仙会）開催
「WOMEN IN THE MOON Part14 白鳥の湖」公演。
1994年　「WOMEN IN THE MOON Part15 アリババと40人の盗賊」公演。
1995年　芸術祭参加「天翔」其の一（ABCホール）を公演。
「WOMEN IN THE MOON Part16 ヘンゼルとグレーテル」公演。
1996年　第三回「はるか舞の会」（三越劇場）
「WOMEN IN THE MOON Part17 おやゆび姫」公演。
1997年　「天翔」其の二（国立小劇場）公演。
「WOMEN IN THE MOON Part18 空色のゆりいす」公演。
1998年　「天翔」其の三（国立小劇場）公演。
日本舞踊を基に「遥吉祥之舞」（はるかきっしょうのまい）を編み出す。
「WOMEN IN THE MOON Part19 ライラック通りの帽子屋」公演。
1999年　第四回「はるか舞の会」（青山・鉄線会）開催。
「WOMEN IN THE MOON Part20 月に誘われて・20周年記念」公演。
2000年　第五回「はるか舞の会」（日本橋劇場）開催。
伊勢神宮、内宮にて「遥吉祥之舞」を奉納。
2001年　全国異業種交流会全国大会オープニングで遥吉祥之舞披露（目黒雅叙園）
隠岐神社「後鳥羽上皇御歌を偲んで」創作・上演
出雲大社「出雲田楽DANDAN」「古代ファンタジー」創作・上演
遥吉祥之舞ワークショップ開催
オーストラリア、ブリスベン市「地球憲章会議」にて遥吉祥之舞披露
2002年　創作舞踊「ヒノリ伝説」（日本橋劇場）公演。
鹿島神宮式年大祭にて遥吉祥之舞を奉納。
安田病院（広島県竹原市）にてリハビリ指導
「月花PART I」（日本橋劇場）公演。
2003年　サトウハチロー物語「叱られ坊主」振付（新宿サンモールシアター）
創作舞踊「LEIMEI」（日本橋劇場）公演。
近松門左衛門「用明天王職人鑑」巣林舎旗揚げ公演振付（新宿　紀伊國屋ホール）

第六回「はるか舞の会」（日本橋劇場）開催。
第五回まがたま祭り奉納舞（伊勢神宮外宮）
「月花 PART Ⅱ」（日本橋劇場）公演。

2004年　近松作「津国女夫池」巣林舎公演振付（新宿紀伊国屋ホール）
創作舞踊「雪おんな」（日本橋劇場）公演。
「月花 PART Ⅲ」（日本橋劇場）公演。

2005年　創作舞踊劇「おりひめ夢姿」（日本橋劇場）公演。
「雪おんな」を中日合作歌舞劇「雪女」として上海にて公演。

2006年　創作舞踊劇「まほろばの夢」（日本橋劇場）公演。
第七回「はるか舞の会」（日本橋劇場）開催。

2007年　創作舞踊劇「花も花なれ～天草四郎幻想～」（日本橋劇場）公演。
「かまくら七夕まつり」（鎌倉宮）にて「北斗の祈り」と「鎌倉宮」を奉納。

2008年　ダンスの基礎トレーニングの利点を、日本舞踊の基本稽古に取り入れ、「七つの子」「早春賦」「きさらぎ」「ふるさと」など、日舞基礎作品を創作。

2009年　創作舞踊劇「かぐや～なよたけは風にゆれて～」（日本橋劇場）公演。
NPOまちアート・夢虫主催「トレモスのパン屋」（船橋きららホール）振付。

2010年　第八回「はるか舞の会」（日本橋劇場）公演。

2011年　仙台（東松島市）「昔話と創作舞踊」にて被災地慰問

2014年　第九回「はるか舞の会」（日本橋劇場）開催。
NPOまちアート・夢虫公演「森と風のはなし」（千葉県文化会館）振付。

2015年　第十回「はるか舞の会」（日本橋劇場）開催。
呼吸法「天のひふみ法（あまのひふみほう）」を創作。
遥吉祥之舞・天のひふみ法を上演（埼玉・上尾市文化センターホール）

若い人に日本文化の素晴らしさを触れてもらうため、公演では一貫して、古典の作品と共に、フレッシュな感覚にあふれた創作を織り込み、分かりやすく、親しみやすい日本舞踊になるよう工夫し、大きな支持を得る。また、従来の「おさらい会」という、閉鎖的な公演形態を解消するため、一般の観客動員に重点をおき、公演を続けてきた。

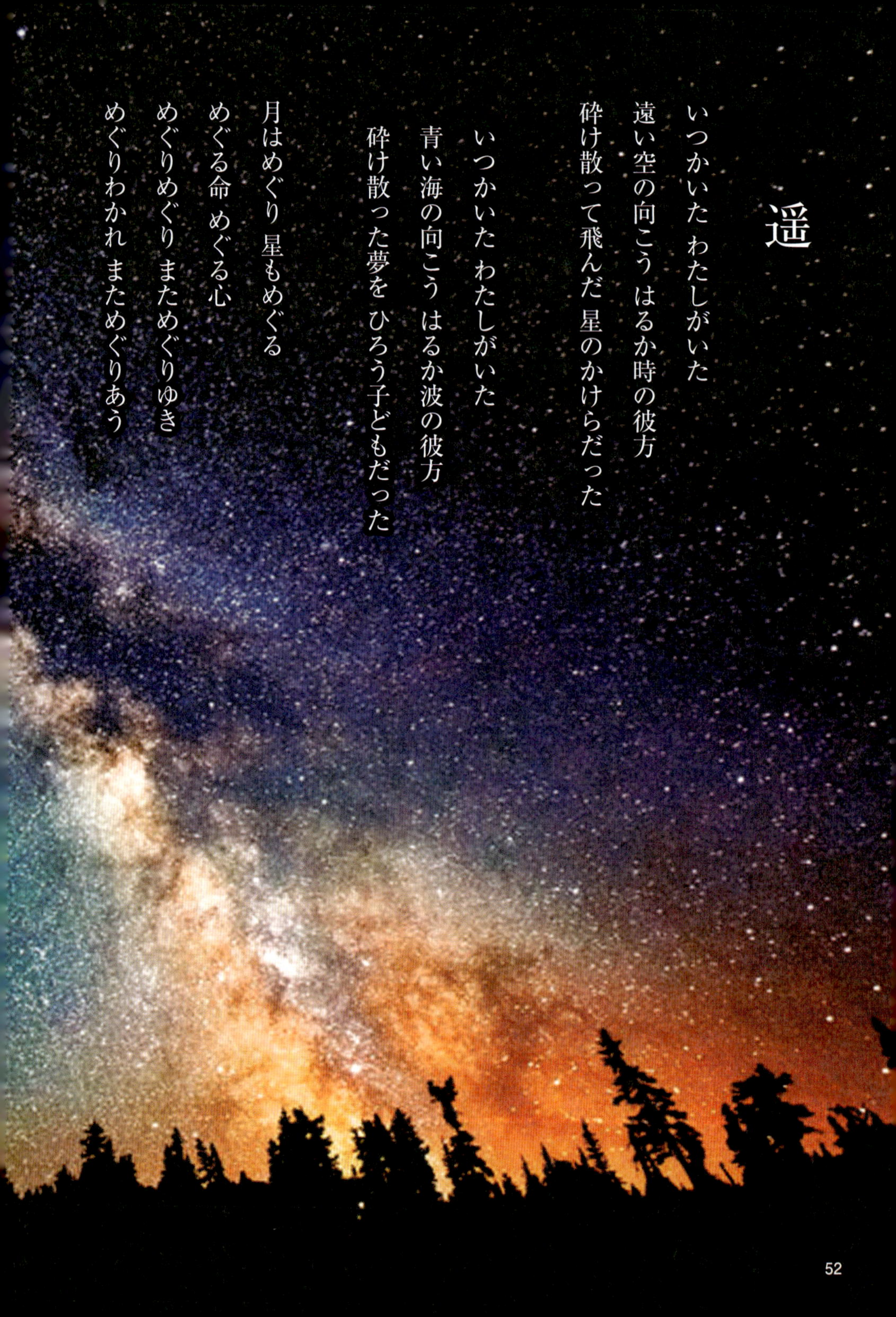

遥

いつかいた わたしがいた
遠い空の向こう はるか時の彼方
砕け散って飛んだ 星のかけらだった

いつかいた わたしがいた
青い海の向こう はるか波の彼方
砕け散った夢を ひろう子どもだった

月はめぐり 星もめぐる
めぐる命 めぐる心
めぐりめぐり まためぐりゆき
めぐりわかれ まためぐりあう

いまもいる わたしがいる
青い星のうえ はるか時を超えて
星のかけらたちの 生まれかわりとして

いつもいる わたしがいる
青い空のしたで はるか風に吹かれ
夢のかけら抱き 遠く歩んでゆく

月はめぐり 星もめぐる
めぐる命 めぐる心
めぐりめぐり まためぐりゆき
めぐりわかれ まためぐりあう

寮 美千子